Hubertus R. Hommel, Heinz Spranger

Projektskizze Gesundheit in Lebensentwurf, Lebensplanung und Lebensstil

Medizinische Salutogenese, Regulation und Kohärenz in Verstehbarkeit, Bedeutsamkeit und Handhabbarkeit

GRIN Verlag

Bibliografische Information der Deutschen Nationalbibliothek:

Die Deutsche Bibliothek verzeichnet diese Publikation in der Deutschen Nationalbibliografie; detaillierte bibliografische Daten sind im Internet über http://dnb.d-nb.de/ abrufbar.

Impressum:

Druck und Bindung: Books on Demand GmbH, Norderstedt Germany
ISBN: 978-3-640-24686-1

Dieses Buch bei GRIN:

http://www.grin.com/de/e-book/121002/projektskizze-gesundheit-in-lebensentwurf-lebensplanung-und-lebensstil

Institut für Nachhaltige Gesundheitswissenschaften AG Osnabrück VR 150239
Online-campus Büro D-26906 Dersum

Online health.org

Projektskizze Gesundheit in Lebensentwurf, Lebensplanung und Lebensstil

„Medizinische Salutogenese, Regulation und Kohärenz in Verstehbarkeit, Bedeutsamkeit und Handhabbarkeit“

Autoren: Dr. Hubertus R. Hommel & Dr. Heinz Spranger **aktualisiert am 2008-09-23**

INHALT

Korrespondenzadresse : Institut für Nachhaltige Gesundheitswissenschaften D-26906 Dersum
Das Institut für Nachhaltige Gesundheitswissenschaften ist Gemeinnütziger Verein im Sinne der Abgabenordnung für den Zweck „Bildung / Wissenschaft" in D-26906 Dersum
Bankverbindung: Deutsche Bank Hagen (BLZ 450 700 24) - Konto-Nr. 777 35 34
BIC : DEUTDEDB450 - IBAN : DE56450700240777353400
Der Verein ist eingetragen beim Amtsgericht Osnabrück Reg.Abt. Papenburg NZS-V R Nr.: 150 239
Gemeinnützigkeit (Bildung, Wissenschaft): Finanzbehörden Papenburg St.-Nr. 53 / 270 / 03759

1. Vorspann - Standort

Die voraussichtliche demographische Entwicklung der Strukturen in den Industrienationen wird Menschen aller Alter und sozialen Schichten betreffen. Die hierin prognostizierte Prolongierung der zukünftigen Lebenserwartungen wird Verschiebungen der Generationsabstände bedingen, sodass sich die herkömmlichen Lebensaltersstufen von der Jugend zum Senium nicht mehr als eindeutige Statuspassagen darstellen. Diese Umstellungen in den Lebensphasen werden sich auf die individuelle Lebensplanung und den Lebensstil in den alltäglichen Bereichen auswirken und somit auch medizinische und pflegerische Reaktionen miteinbeziehen. In dem Maße, in dem die bisherigen Bestimmungsmomente des Alters als Fixpunkt eines Raum-Zeit-Kontinuums verschwimmen, gilt dies auch für die Klassifizierungen der Entstehung und Verläufe der Alterserkrankungen, nimmt man sie als eine Sammelbezeichnung für Leiden, die durch die mit der abnehmenden Vitalkapazität verbundenen alterscharakteristischen physiologischen Problembereiche entstehen. Diese Formenkreise chronischer und multipler Morbidität unterliegen bereits jetzt deutlich veränderten zeitlichen Parametern, sodass die bisher üblichen geriatrischen Versorgungssysteme nicht ihre Gültigkeit behalten können. Denn die Menschen werden zwar länger leben. Dass sie es „gesund" tun, ist dagegen spekulativ. Hierbei ist es unwichtig, ob das Senium später eintritt, oder ob sein Zustand nur später länger bestehen bleibt. Auf jeden Fall werden die individuellen Krankheitsgeschichten umfangreicher und zudem infolge der zivilisatorisch veränderten Konstellationen mit in früheren Generationen verhältnismäßig seltenen Krankheiten aufgefüllt. Dadurch verschieben sich die bisherigen Valenzen weiter. Daher wird auch der gesamtgesellschaftliche Hilfsbedarf zukünftig weiter steigen, jedoch nach den bislang noch gültigen Mustern weder finanziell noch personell langfristig zu tragen sein. Um die etablierten sozialen Unterstützungssysteme weiter aufrechterhalten zu können, müssen zukünftig verstärkt Arbeitsbündnisse zwischen Betreuer und Zubetreuendem geschlossen werden, und die bisher gültigen Konzepte Modifikationen im biopsychosozialen Kontext angepasst werden, indem der Mensch als Individuum in seiner Gesamtheit in Körper und Seele wieder in das Zentrum der Medizin gesetzt wird. Dafür müssen jedoch andere, als derzeit allein gültige Parameter angelegt werden. Die Medizin hat sich im letzten Jahrhundert technokratisch so sehr weit entwickelt, dass dieser Teil der Medizin andere Aufmerksamkeit braucht.

Da zugleich mit der starken Entwicklung der technokratischen Medizin auch die notwendige Betreuungsrelation geändert ist, entstehen drei Säulen, auf denen die heilberufliche Sorge um den Menschen ruht:

- *Das erste Fundament ist die aus politischen Gründen präferierte Medizinwirtschaft mit allen für verwalterische Tätigkeiten notwendigen Organisationen und Dokumentationen.*
- *Das zweite Fundament ist das in Exzellenzinitiative gebettete diagnostische Repertoire, das sämtliche Möglichkeiten medizinischen Ersthilfe akuter Geschehen und darauf gestützt, der Erkennung und Abklärung des Behandlungsbedarfes beinhaltet, die eigentliche Therapie überwacht und an Katamnese orientiert bleibt.*
- *Das dritte Fundament sollte aufgebaut sein, um die tatsächlichen Zuwendungsbedürfnisse der Menschen realistisch zu erfüllen. Dazu gehört ein Übergangsmanagement zwischen den involvierten Akteuren im Gesundheitssystem. Sicherlich gehört ursprünglich dies zur Stammkompetenz der Medizin; die Weiterentwicklung von Pflegeleistungen, also die direkte Einwirkung auf das in das gesamtmedizinische Behandlungsführung gebrachte Individuum Klient / Patient hat aber mit der langen Betreuungszeit inzwischen eigene Zeichen zu setzen.*

Einen Weg bietet hierzu die medizinisch verstandene Salutogenese. In der Förderung seiner gegebenen Möglichkeiten ermöglicht sie dem Individuum eine Verbesserung der jeweiligen Lebensplanung und des Lebensstils. Ziel ist die konsequente Heranbildung einer stabilen Persönlichkeit zum individuellen Umgang mit dem Risiko von Krankheit. Hierfür ist die Sicherung einer dispositionellen Orientierung angestrebt, die sich über die drei zentralen Komponenten der Verstehbarkeit interner und externer Stimuli, der Bedeutsamkeit eigener Lebensumstände und der Handhabbarkeit eigener Ressourcen umsetzt.

Die positive Selbstbeurteilung des eigenen Gesundheitszustandes stellt eine Bestimmungsgröße gesunden Alterns dar, indem sie selbst bei objektiver Verschlechterung des Gesundheitszustandes zur besseren Akzeptanz von Lebenssituationen führt.

In der Folge müssen jedoch anstelle der bisher geübten entpersonalisierenden Zentralisierungen Deinstitutionalisierungen erfolgen. Es müssen Betreuungsformen unterstützt werden, in denen die Ambulanz fachlich betreute Eigeninitiative und Selbstverantwortung des Klienten und Patienten in seiner bestehenden Lebenswelt aufbaut und aufrechterhält. Damit blieben Kliniken und Krankenhäusern die medizinische Versorgung von Akutfällen mit der umfangreichen Befunderhebung, Diagnostik und therapeutischen Begleitung, Heimen die professionelle Dauerpflege chronisch Schwerstkranker vorbehalten.

Dies entspräche einer kulturellen Umorientierung mit einer Reindividualisierung und Resozialisierung. Die hieraus resultierende Stabilisierung psychosozialer Komponenten könnte einen kulturellen Umbruch mit der Veränderung sozialer und ethischer Grundhaltungen bewirken, wonach medizinische Technologien strenge Indikationen einhalten, ärztliches und pflegerisches Handeln körperliche und seelische Symptome gemeinsam beurteilt, sodass der Patient die Förderung und Stärkung seiner individueller Ressourcen nach salutogenetischen Konzepten aktiv mit entwerfen kann. Die Mitgestaltung und die positive, eigeninitiative Integration in seine Umwelt wird dazu verhelfen, dass sich jedes Individuum, unabhängig von Alter und gesundheitlicher Qualität, seine persönliche, für ihn passende Gesundheit interpretiert und mit fachlicher medizinischer und pflegender Unterstützung zu etablieren vermag, anstelle fremd gesteuerter Aufwendungen außerhalb seines persönlichen biopsychosozialen Lebensentwurfes.

Einzelne Bereiche menschlichen Lebens sind unter fürsorglicher Kontrolle.

So sind die inzwischen aufgestellten Planungen zur Gesundheitssystematik für Kommunen bereits vorgetragen. 2007 berichtet Boschek **[1]** *über die Zukunft der medizinischen und pflegerischen Versorgung: Idealerweise müssten Gesundheits- und Pflegeziele formuliert werden, die unter Einbindung der Betroffenen, der Pflegebedürftigen und ihrer Angehörigen sowie der ehrenamtlich engagierten Menschen auf kommunaler Ebene entwickelt werden. Schwerpunkte seien dort die Versorgung Demenzkranker und die Optimierung der ärztlichen Versorgung sowie Prävention und der Rehabilitation. Konkrete Ansätze böten die Förderung von körperlichen und sozialen Aktivitäten im Alter, die Umgestaltung von Wohnraum, die Implemetierung von Modellen des präventiven Hausbesuchs, zielgerichteter Einsatz des geriatrischen Assessments und daraus abgeleiteter Einsatz von individuellen Hilfsmitteln.*

Von erheblicher Bedeutung sind neben Anstrengungen zur der fremdbestimmten Rehabilitation auch diejenigen zur Stärkung der (eigenbestimmten und der) Selbsthilfen. Dort setzen Empfehlungen an, die in folgender Projektarbeit ausgearbeitet und gestärkt werden sollten. Das Projekt ist zweigeteilt:

Wir haben mit dieser Projektskizze zur Gesundheit in Lebensentwurf, Lebensplanung und Lebensstil unter dem Leittitel „Medizinische Salutogenese und deren Kohärenz in Verstehbarkeit, Bedeutsamkeit und Handhabbarkeit" erste Fortschritte gemacht und befinden uns nun in einer Fortschreibung. Sie wird in 2 ABSCHNITTE untergliedert und dann ausgeführt.

2. Erster Abschnitt: Salutogenese – zertifizierte Fortbildungen als Projekt angewandter Kohärenz

Lebensveränderungen sind sowohl schicksalsgetragen als auch biologisch determiniert. Inwieweit sie allerdings für den Einzelnen stresshaft und lebensbeeinträchtigend sind, hängt von dessen individueller Fähigkeit ab, mit Spannungsfaktoren umzugehen.

Nach *A. Antonovsky* werden die hierfür erforderlichen Widerstandsressourcen durch das von ihm entwickelte Konzept des Kohärenzgefühls geformt. Dessen drei zentrale Komponenten der Verstehbarkeit, Handhabbarkeit und Bedeutsamkeit sind zwar altersübergreifend gültig, der Lern-Aufwand allerdings wächst mit dem Lebensalter. **[2]**

Im Modellfall entwickelt sich das Kohärenzgefühl im Laufe der Kindheit und Jugend aus den gesammelten Erfahrungen, um sich schließlich mit etwa dreißig Jahren zu stabilisieren. Im Erwachsenenalter ist es deshalb nur noch mit hohem Lernaufwand veränderbar, der sich mit zunehmendem Lebensalter und Krankheitszustand weiter erhöht.

Salutogenese sucht also nach denjenigen Ressourcen, die ein Mensch trotz aller Belastungen und Störungen noch täglich hat, um sich einer neuen Gesundheit zuzuwenden.

Damit ist eine Personalisierung verbunden, wonach Menschen aller Altersklassen und Krankheitsstadien in den psycho-sozialen Mittelpunkt gerückt werden, um so in angeleiteter

Eigenverantwortung ihr Schicksal mitzugestalten und sich aus der Rolle des einseitigen Leistungsempfängers lösen zu lernen.

Gesunde wiederum müssen lernen, Präventionen und Praktiken zur eigenen Gesunderhaltung wahrzunehmen.

In der Weiterung der grundlegenden Forschungen A. Antonovkys kommt eine deutliche Öffnung der Blickwinkel von sozialen zu biologischen und psychologischen Inhalten auf. Diese werden von der Psychosomatischen Medizin getragen, wie die Wissenschaftler-Gruppe um Th. von Uexküll definiert .**[3]**

Auf dieser Basis wurden die ersten Projekte entwickelt, die dann aus *zertifizierten Fortbildungsgängen* bestehen, die ausschließlich der Gesundheitsförderung dienen und sich damit sowohl auf Kranke als auch Gesunde beziehen. Sie sind geprägt von der prognostizierten demographischen Altersentwicklung, den sich daraus entwickelnden Konsequenzen im gesundheitssozialen Bereich und dem salutogenetischen Modell von Gesundheit, Krankheit und Kranksein, aber auch aus Ansätzen einiger traditioneller und komplementärer Medizinen.

Wir haben im Rahmen der Vorbereitungen die Auffassung zum medizin-biologischen und zur salutogenetischen Stellung in diesem Modell publiziert. **[4]**

Unser Modell beinhaltet zunächst den Kohärenzsinn, die Grundhaltung, die zu Verstehbarkeit, Handhabbarkeit und Bedeutsamkeit eines umfassenden Vertrauens an Gesundheit im Lebensentwurf und Lebensverlauf leitet. Stressoren werden erkennbar gemacht, um sie gut zu bewältigen. Persönliche Widerstandsressourcen werden aufgedeckt, um sie individuell zu trainieren. Zum Training von Widerstandsressourcen gehören auch begleitende Unterstützungen aus der Medizin, die traditionell bekannt und in die medizinische Zuwendung gehören.

Das Gesamtkonzept ist interdisziplinär angelegt und berührt alle Bereiche der Gesundheitsarbeit. Im Zentrum der Fortbildungen stehen deshalb Blickwinkel, Sichtweisen und Methoden, die helfen, im professionellen als auch persönlichen Alltag die Orientierung auf eine gesunde Entwicklung zu lenken und Kohärenz ins Leben zu bringen.

Dieses Gesamtkonzept betrifft bisher zwei konsekutive Fortbildungsgänge, die jeweils abschließen mit der Zertifizierung der

„Fachkraft für Salutogenese“
„Fachkraft für angewandte regulative und integrative Heil- und Heilhilfsmethoden“

Die *„Fachkraft für Salutogenese“* kann je nach Ausbildungsstand oder beruflicher Zielrichtung auch für sich alleine bestehen.

Der Fachbezug richtet sich vor allem an Angehörige von Heil- und Pflegeberufen, da diese in besonderer Beziehung zu den ihnen Anempfohlenen stehen. In gezielten Fortbildungen werden daher umfangreiche Kenntnisse auf dem Gebiet der Gesundheitsförderung und Prävention vermittelt. In dieser Berufsgruppe sind Gesundheitsrisiken besonders hoch, indem sie einerseits aus der ständigen tätigen Auseinandersetzung mit Krankheit und Leiden, bzw. der sich daraus ergebenden, psychologisch anerkannten Gegenübertragung resultieren, andererseits sich als ein Effekt der Leistungsanforderungen unter hoher Anspannung darstellen. Hierunter kann die Institution der Pflege leiden und da sich Klinik, Krankenhaus und Praxis durch die Pflege positionieren, diese in der Folge hierdurch sowohl fachlich, als auch ökonomisch beeinträchtigt werden. Deshalb ist die Förderung und Erhaltung der eigenen Gesundheit gerade in Pflegeberufen vordringlich und die in der Fortbildung erlernten unterschiedlichen Gesundheitsstrategien und -methoden sollten nicht nur am Patienten eingesetzt, sondern auch an sich selbst angewendet werden.

Dies erfordert jedoch eine gründliche Neuorientierung des Gesundheitsbewusstsein, wonach Krankheit und Gesundheit Ausdruck einer kontinuierlichen Entwicklung sind und alle Symptome des (Er-)Lebens erfasst, im Gegensatz zur gebräuchlichen Entweder-oder-Klassifizierung.

Daher wird den TeilnehmerInnen dieser Fortbildungsgänge gemäß dem Gesundheitsmodell der Salutogenese durch das Erlernen unterschiedlicher Gesundheitsstrategien und -methoden in Beruf und Alltag ein ganzheitliches und praxisnahes Gesundheitshandeln vermittelt. Ihre zukünftige Hauptaufgabe liegt darin, dem Klienten und Patienten das höchste Maß an glaubhafter

Zuwendung zu geben, um ihrem Lebensentwurf nachzukommen. Damit ist Konzept als Bereicherung von Prävention und Rehabilitation zugunsten des Arbeitsbündnisses von Klient/Patient und Medizin realisierbar, wendet sich also an die Fachinhalte des Pflegeauftrages. In dieser erworbenen Kompetenz ersetzen die Fachkräfte funktional als Teammitglieder an der Seite des ärztlichen und nicht-ärztlichen Heilberuflers ein Bindeglied zwischen Prävention und Rehabilitation. Somit bieten sie bei einer qualifizierten Einbindung in Pflegeteams und medizinischen Dienstleistungen eine Optimierung des jeweiligen Angebotes.

Daher können sie überall dort eingesetzt werden, wo sie sowohl theoretisch, als auch praktisch gefordert werden, was in allen zukünftigen Organisationen der Heilberufler gegeben sein wird. Neben einer deutlichen Verbesserung der strukturellen Versorgung ist zudem von einer Festigung der Arbeitsplatzsicherheit der jeweiligen Arbeitnehmer/in auszugehen.

3. Zweiter Abschnitt: Angewandte regulative und integrative Heil- und Heil-Hilfsmethoden – zertifizierte Fortbildungen als Projekt heilberuflicher Interventionen an der Grenze zwischen konventioneller und komplementärer Verfahren

Die *Fachkraft für angewandte regulative und integrative Heil- und Heil-Hilfsmethoden* ist eine Konsekutiv-Weiterbildung der *Fachkraft für Salutogenese*.
In ihrer gezielten Ausrichtung nach evidenzbasierten Qualitätsstandards erstellt sie eine Spezialisierung und gewinnt somit innerhalb der Pflege ein eigenes Profil. Auf dieser Basis wird sie erlernte helfende Praktiken in Abschätzung vorhandener Ressourcen einbringen, um das Gesundheitsverhalten des Klienten bzw. Patienten zu stärken.

Dabei fungiert sie mit der praktischen Umsetzung heilberuflicher Anweisungen als ein verlässlicher Partner aller ärztlichen und nicht-ärztlichen gesundheitlich Tätigen. Indem sie Patienten und Klienten in „regulativen und integrativen Medizinen" betreut, vermittelt sie ihnen das Verständnis für die notwendigen Maßnahmen nach den üblichen Vorstellungen von „alternativer Medizin". Hierzu muss sie zwar nicht alle Hilfestellungen zu den Verfahren selbst praktisch beherrschen, aber deren Eigenheiten verstehen und damit Rat geben können. Dadurch verstärkt sie die notwendige Zuwendung in ihrem Arbeitsgebiet. Somit bedeutet die Fortbildung zur Fachkraft eine Stärkung der Hilfeleistungen für die Medizinen.

Die Inhalte der Fortbildung zur *Fachkraft für angewandte regulative und integrative Heil- und Heil-Hilfsmethoden* sind ausgerichtet nach den Beurteilungen in *EbM* (evidence based medicine), *EbM-elected* sowie *non-EbM*. Die *EbM* bezeichnet patientenorientierte Behandlungsschritte mit statistisch belegtem Wirkungsnachweis und setzt damit als Qualitätsmerkmal eine Abgrenzung zu den nicht-evidenzbasierten Verfahren. *EbM-elected* erfasst Verfahren in Annäherung an die evidenzbasierte Medizin mit der Erwartungshaltung einer Übernahme in die EbM. Die *non-EbM* basierten Verfahren stützen sich auf die Empirik auf der Grundlage vieler Erfolgsmerkmale mit einem möglichen Übergang in das Kriterium der EbM-elected.

Um dieses Konzept zu realisieren, ist eine Fachkraft erforderlich, die im Dialog mit ärztlichen und nicht-ärztlichen Heilberuflern ihre Kenntnis in traditionellen und integrativen Maßnahmen zum Nutzen der passenden Betreuung einbringen kann. Entsprechend geschult kann sie hierbei ein perfektes Bindeglied zwischen Pflegedienst und Arztpraxis darstellen. Für dieses Anforderungsprofil fehlen jedoch noch geeignete Fachkräfte, die auf heilberufliche Anweisung Klienten/Patienten in *regulativen und integrativen Medizinen* betreuen. Die vorgestellte Projektierung hilft, mit zertifizierten Fortbildungen diese Lücke zu schließen.

Beide Fortbildungen wenden sich an das Spektrum der MitarbeiterInnen des Gesundheits- und Sozialwesen, wie Krankenschwestern u. -pfleger, Medizinisch Technische AssistentInnen, Pharmakologisch Technische AssistentInnen, Erzieher/innen und HeilpädagogInnen, sowie SozialarbeiterInnen und SozialpädagogInnen, Ärztinnen und Ärzte, PsychologInnen, ErnährungswissenschaftlerInnen, GesundheitswissenschaftlerInnen.

4. Ausführungen zu beiden Abschnitten

4.1 Ältere und Jüngere - prognostisch vereint

Die Erkenntnis, dass sich altersspezifische Erkrankungen hauptsächlich mit hierauf abgestimmten Medikamenten erfolgreich therapieren lassen, implizierte zunehmend in die verschiedenen Altersgruppen zielende Untersuchungen. Hierbei zeigte sich, dass sich bei altersunabhängigen systemischen Krankheiten häufig dieselben Mittel bei wenig veränderter Dosierung über alle Altersklassen oberhalb der Juvenilität erfolgreich anwenden lassen, umgekehrt bei manchen Erkrankungen der ältere Organismus eine eigene Rezeptur erfordert.

Dementsprechend zeigen die großen Interventionsstudien aus jüngerer Zeit, dass insbesondere bei chronischen Erkrankungen wie Hypertonie, Koronare Herzkrankheit, Herzinsuffizienz oder Diabetes mellitus der Altersaspekt auch in den Megatrials zumindest in Form von Subgruppen-Analysen Berücksichtigung findet. Ein Beispiel hierfür ist die *Heart-Protection-Study,* die die Auswirkungen einer Simvastatin-Behandlung bei über 20.000 Risikopatienten untersuchte. Simvastatin ist ein Cholesterin-Synthese-Hemmer (CSE-Hemmer), der das Enzym HMG-CoA-Reduktase an der Produktion von LDL-Cholesterin in der Leber hemmt, wodurch vor allem der LDL-Spiegel, aber auch die Triglyceride sinken und der HDL sich erhöht. Fast ein Drittel der Studienteilnehmer (29%) sind über 70 Jahre alt, die Ältesten am Studien-Ende (>5 Jahre) sogar 85 Jahre. Die Ergebnisse aller Teilnehmer sind mit 12% reduzierter Mortalität, 17% verminderter Morbidität an vaskulären Ereignissen und 27% Reduktion von Schlaganfällen im Vergleich zu den so genannten Placebo-Gruppen <mit anto-oxidativem vitamin-coctail> eindrucksvoll. Damit sind die klinischen Ergebnisse in Bezug auf die Morbidität und Mortalität vergleichbar mit dem bei jüngeren Teilnehmern. **[5]**

Mit den gleichermaßen wissenschaftlich-kritischen, für die Pharmakotherapie verbindlichen evidenzbasierten Betrachtungsweisen müssen auch die Pharmaka der Phytotherapie auf mögliche Wechselwirkungen, kumulierende, potenzierende, paradoxe, gegebenenfalls antagonistische und weitere therapeutisch unerwünschte Effekte überprüft werden. Ein Beispiel hierfür ist das Johanniskraut (Hypericum), das vor allem wegen seiner mild antidepressiven Wirkung geschätzt wird. Durch Induktion von Cytochrom CYP450 entwickelt es bedeutsame Interaktionen, beispielsweise mit Digoxin, Theophyllin, Proteasehemmern oder Immunmodulatoren. Solche Arzneimittel-Interaktionen (AMIA) entstehen bei Medikamenten, deren Elimination zu einem wesentlichen Anteil als Substrat eines bestimmten CYP-Enzyms erfolgt. Wird dieses durch andere Medikamente induziert, kommt es zu einer Beschleunigung seines Abbaus und somit einer Wirkungsverminderung, sodass es höher dosiert werden muss. Wird es dagegen inhibiert, muss entsprechend niedriger dosiert werden. Abhängigkeiten zu den physiologischen Situationen der unterschiedlichen Lebensaltern bestehen hier. **[6]**

In den letzten Jahren werden die Altersphasen sowie die Geschlechtsunterschiede deutlicher zur Kenntnis genommen, neben dem klassischen Pädiater und dem sich absehbar etablierenden Geriater wird über Fachärzte für Juvenile nachgedacht, entsprechend dem Gynäkologen spezialisieren sich Ärzte im Tätigkeitsschwerpunkt der Männermedizin. Bei der Rezeptur von Medikamenten gewinnt der Geschlechtsbezug als Gendermedizin an Bedeutung, indem sich die Arzneimittelforschung primär an Männern orientiert, wurde die weibliche Physiologie bislang nur marginal beachtet. So ist beispielsweise das Analgetikum Ibuprofen bei Frauen weniger effektiv und muss daher höher dosiert werden, Acetylsalicylsäure (ASS) wirkt bei Frauen präventiv eher gegen Schlaganfälle, bei Männern gegen Herzinfarkte. Generell werden fettlösliche Medikamente im weiblichen Organismus länger gespeichert, während Kortikoide und Antihistaminika schneller abgebaut werden. **[7]**

Ein weiteres Problem liegt in der bislang wenig beachteten medikamentösen Behandlung von Migranten, die mittlerweile teilweise in 2. und 3. Generation einen festen Platz in der Gesellschaft einnehmen und in ihrer genetischen Struktur nicht immer mit der okzidentalen kompatibel sind. So ist beispielsweise bei der Therapie der arteriellen Hypertonie der Einsatz von ACE-Hemmern bei Afrikanern möglicherweise weniger effektiv, da sie im allgemeinen niedrigere Plasmarenin- und Angiotensin II-Spiegel haben als andere ethnische Gruppen. **[8]**

4.2 Seniorenreintegration – die medizinische Herausforderung

Alter im herkömmlichen Sinne wird es nicht mehr geben, alte Menschen sowie die Lebensverhältnisse im Alter sind mindestens ebenso inhomogen und unterschiedlich wie bei den restlichen Bevölkerungsgruppen. Die durch die verlängerte Lebenserwartung induzierte

Verjüngung des Alters und die Verlängerung der Altersphase wird zu weiter steigenden Lebensarbeitszeiten führen, was sich auf die sozialen Strukturen bis in die Arbeitsstätten auswirken wird. Daraus resultieren arbeitsrechtliche Umstellungen, Modifizierungen der Sozialstandards, hierarchisch personelle Konsequenzen, Modifikationen in der arbeitsmedizinischen Betreuung u.a.m. Der Medizin bieten sich neue Handlungsrahmen, hinsichtlich der demographischen Entwicklungen und Prognosen haben Geriatrie und Gerontologie schon jetzt erheblichen Informationsbedarf.

Durch den demographischen Wandel umfasst die Gruppe der Älteren einen wachsenden Anteil der Gesamtbevölkerung und rückt aus einer ehemals eher randständigen Position in den Mittelpunkt der Wahrnehmung. Durch ihre Lebenssituation, Einstellungen und Verhalten können sie auf fast alle Bereiche des täglichen Lebens Einfluss nehmen. Dies macht sich vor allem volkswirtschaftlich bemerkbar. Senioren gelten als hervorragende Marketingzielgruppe. In Deutschland verfügen die über 65-Jährigen über eine Kaufkraft von insgesamt 339 Milliarden Euro (*GfK-Kaufkraftstudie* im *GfK Europa Report 2005*). Zur Stützung des Wirtschaftstandortes Europa werden die beruflichen Qualifikationen älterer Fachkräfte über die geltenden Arbeitszeitlimitierungen hinaus unverzichtbar, entsprechend abnehmender Geburtenraten.

Durch ihre Anteilnahme und Meinungsbildung am politischen Geschehen können Ältere ihre Interessen mit ihrem Wahlverhalten durchsetzen und haben dadurch politisches Gewicht bekommen. Auf sozialpolitischer Ebene dagegen befürchtet man durch den Altersüberhang europaweit zukünftig unkontrollierbare Kostenlawinen.

Die Lebenserwartung in Deutschland hat sich in den vergangenen 135 Jahren mehr als verdoppelt, im Jahre 2050 werden in China voraussichtlich so viele 65-jährige leben wie heute weltweit, in der Europäischen Union vermutlich 1/3 der Bevölkerung über 65 Jahre alt und in Deutschland wahrscheinlich ca. 1,2 Mio. Menschen pflegebedürftig sein. Das *Bundesinstitut für Bevölkerungsforschung* prognostiziert eine Abnahme der Bevölkerungszahl in Deutschland von 99,8 Mill. (1990) auf 69,6 Mill. bzw. um 12% bis zum Jahre 2030, wohingegen die Zahl der ab 60-Jährigen fast um die Hälfte ansteigen und somit über 1/3 der Gesamtbevölkerung betragen wird. **[9]**

Die Bedeutung der Abstimmung von Rehabilitation und Pflege wird in den nächsten Jahren mit steigender Anzahl sehr alter Menschen noch weiter zunehmen. Eine Entwicklung, der es mit innovativen Gesundheitstechnologien zu begegnen gilt und die daher dringend weiterer Erkenntnisgewinne bedarf.

Allerdings können im Verhältnis zu der Produktivität der großen altersmedizinischen Fachgesellschaft Amerikas (AGS) die wissenschaftlichen Fachgesellschaften Deutschlands bislang nur Bescheidenes leisten, dies jedoch mit großem Engagement. Ein Beispiel hierfür ist die Übersichtsarbeit „Postakute Behandlung und Rehabilitation älterer Menschen nach einem Schlaganfall oder einer hüftgelenksnahen Fraktur". **[10]**

Generell ist unverzichtbare Voraussetzung für medizinische Anwendbarkeiten die kritische Prüfung der Übertragbarkeit von klinisch relevanten Studienergebnissen auf ältere Menschen. Die häufig bisher schwachen Evidenzlagen müssen daher geradezu Aufforderung sein, die vorhandenen Evidenzen zu kennen und kritisch umzusetzen, denn Ältere sind ähnlich den Kindern das für „off-lable-use" außerhalb von Studien am wenigsten geeignete Kollektiv. Gerade bei ihnen sollten deshalb gut evaluierte und hinsichtlich ihrer Schadwirkungen bekannte medizinische Prozeduren Anwendung finden.

Weil aber auch mit der Verschiebung der Häufigkeit bisher überschaubarer Krankheitsbilder neue Therapien wie beispielsweise in der Demenzbehandlung dringend benötigt werden, muss ein fachübergreifender Konsens aus Forschern, Klinikern und Praktikern aber auch Patienten und der Gesundheitspolitik dafür Sorge tragen, dass patientenorientierte, klinisch relevante Forschung auch Ältere einbezieht. Grundsätzlich gilt als Prinzip für alle medikamentösen Behandlungen der Geriatrie wie auch für die praktische Umsetzung der Theorien der Gerontologie grundsätzlich die Methodik des „start low, go slow".

Ein aus der Versorgungsrealität bekanntes Phänomen bei älteren Menschen ist die Polypharmazie, sei sie aus dem Unvermögen einer kommunikativen Passung mit dem Behandler oder dessen fachlichen Unsicherheit im Umgang mit Senioren, die sich in das Prinzip einer Schrotschuss-Therapie rettet. Hieraus resultiert geradezu die Forderung einer Hierarchisierung durch Priorisierung und Posteriorisierung in der Medikamentenverordnung, wonach

Medikamenten mit gesicherter Effektivität Vorrang einzuräumen ist und bei zweifelhaften Medikamentenwirkungen eher Verzicht geübt werden sollte. Die problematische Interferenzlage verlangt nach einer höchstmöglichen Minimierung von verordneten und selbstverordneten Medikamenten. Eine Hierarchisierung der einzelnen Medikamente nach vorhandener bester Evidenz könnte bei Patienten mit Polypharmazie ein Weg sein, das Verhältnis zwischen Nutzen und Schadwirkungen möglichst günstig zu gestalten.

4.3 Blick über die Grenzen – Japan und die „Alten-Wegwerf-Berge"

Um voraussichtliche Konsequenzen der sich verändernden Altersstrukturen für die sozialen Systeme rechtzeitig abfedern zu können, müssen alle betroffenen Staaten gemeinsam Strategien entwickeln, bzw. von den Nationen lernen, die bereits entsprechende Erfahrungen haben.

Zu diesen gehört vor allem Japan. Keine andere Nation altert so rapide. Das Nationale Institut für Bevölkerungsentwicklung und Soziale Sicherheit (NIBS) errechnete bereits 2006, dass 2020 nur noch 124 Millionen Menschen in Japan leben, von denen voraussichtlich 35% über 60 Jahre alt sein werden, mit einer durchschnittlichen Lebenserwartung von 78 Jahren für Männer und 85 Jahren für Frauen wird kaum ein anderes Volk älter. Der Anteil junger Japaner unter 15 Jahren liegt dagegen auf dem tiefsten Stand der ganzen Welt, mit derzeit 13,6 Prozent an der Gesamtbevölkerung. 2010 werden knapp 7 Millionen Menschen in Ruhestand gehen, was knapp 10 Prozent der arbeitenden Bevölkerung entspräche. Bereits im Jahre 2006 befand sich jeder 5. Japaner im Rentenalter, 2015 wird es jeder 4. sein, bei zudem zunehmender Altersarmut. **[11]**

Vor diesem Szenario droht dem japanischen Sozialsystem langfristig der Kollaps - drastischer noch als in Deutschland. Als Gegenmaßnahme wurde 2006 das Renteneintrittsalter von 60 auf 65 Jahre angehoben, der Beitragssatz um jährlich 0,35% erhöht und die Rentenleistung von 59 auf 50 Prozent des Gehalts gekürzt. Im Gesundheitswesen wurden die Beitragssätze und der Eigenanteil an den Behandlungskosten deutlich erhöht, ein 5-Jahresplan soll die Geburtenrate verbessern.

Skurilere Ideen zur Entlastung der Rentenkassen hatte 2003 der damalige japanische Finanzminister Masajuro Shiokawa, mit 81 Jahren der Senior des Kabinetts, mit dem Vorschlag, japanische Greise ins Ausland zu exportieren. Er hatte damit eine Idee aus den 80er Jahren des 20. Jh. aufgegriffen. Im „Silver Columbia Plan" waren der Senegal und die Philippinen als Entsorgungsziele vorgeschlagen worden. Allerdings kamen aus den auserkorenen Gastländern Widerspruch und Proteste, da sie dann eine neuerliche wirtschaftliche japanische Invasion befürchteten; nur die Philippinen hatten bereits mehrere Alten-Resorts gebaut. Das Projekt war jedoch nicht zustande gekommen, aus der Angst der Senioren vor Identitätsverlust, mangelndem Komfort und Kriminalität, was auch jetzt wieder zur Ablehnung führte. Um einen drohenden Pflegenotstandes zu vermeiden, wäre die gezielte Erhöhung der Pflegekräfte erforderlich (wozu sich als Billiglohnland vor allem die Philippinen eignen würden). Dies wird jedoch von den meisten japanischen Politiker abgelehnt, aus Furcht vor ethnischen Durchmischungen. Um zukünftig nicht fremdländischen Einflüssen unterliegen zu müssen, sollen nach Japans Planungen heimische Industrieroboter zu Betreuern für pflegebedürftige Alte weiterentwickelt werden.

Unter allen diesen Voraussetzungen wird sich mancher an die Erzählung „Narayama bushiko" erinnern, in der verarmte Dörfler nutzlos gewordene Senioren einst auf unwegsame Berge, so genannte „Ubasute Yama" schleppten, wo sie ihrem Hungertod entgegensahen. Übersetzt heißen diese Berge: „Alten-Wegwerf-Berge".

4.4 Koordinierte Bewegungstherapien - Verbesserung der Funktionskapazität bei älteren Menschen

Körperliche Inaktivität und ungünstige Ernährungsgewohnheiten führen auf Dauer auf Grund des zunehmenden Missverhältnisses zwischen Belastung und schwindender Funktionskapazität zum Auftreten von Mikroschäden, die als Schmerzen wahrgenommen werden. Diese Beschwerden fördern wiederum Schonung und letztlich auch Angst vor Maßnahmen zur Bekämpfung des Funktionsdefizites, so dass sich ein Circulus vitiosus bildet, der als Dekonditionierungssyndrom bezeichnet wird. Diese Pathogenese erklärt einen Großteil der chronischen Beschwerden im Herz-Kreislauf-System wie auch in den Stütz- und Bewegungsorganen. Verständlicherweise treten derartige Schmerzsymptome vornehmlich in der zweiten Lebenshälfte nach Dekompensation von Schutz und Abwehrmechanismen auf und neigen bei Nichtbeachtung zur Chronifizierung, wobei der ältere Patient - hier definiert als 65 Jahre und älter - von den Folgeerscheinungen des Dekonditionierungssyndroms wie z. B. Herz-Kreislauf-Insuffizienz,

Muskelschwäche und Gelenksteife in besonderem Maße betroffen ist. Eine wirksame Prophylaxe oder Behandlung dieser chronischen Beschwerdesymptomatik beim geriatrischen Patienten kann deshalb nur über eine Verbesserung der Funktionskapazität erreicht werden, wie sie durch Physiotherapie, Anleitung zu selbständiger Trainingstherapie und ggf. durch zusätzliche physikalische Therapiemethoden aufgebaut werden kann. Leider wird in der Literatur auf die Möglichkeiten der physiotherapeutischen Behandlung von Schmerzen zu wenig eingegangen, vor allem beim älteren Patienten.

Häufig lehnen Patienten aus emotionalen Hemmungen körperliche Eigeninitiativen ab, etwa aus Furcht vor Verschlimmerung bestehender Beschwerden oder vor dem unverhofften Auftreten einer bisher nicht vorhandenen Krankheit. Dies ist besonders häufig dann der Fall, wenn alten Menschen körperliche Übungen zugemutet werden, die sie aus eigener Einschätzung nicht mehr leisten zu können glauben. Grundsätzlich ist bekannt, dass mangelnder Trainingszustand im Alter zum Einbruch der kardiovaskulären Kondition, zu nachlassender Weichteilgeschmeidigkeit, zur Reduktion der Muskelkraft, zu Haltungsschwäche, Muskeldysbalancen, zur leichten Ermüdbarkeit und auch zu Stimmungsschwankungen führen kann. Dennoch wird die Empfehlung entsprechender Aktivitäten auch von ärztlicher Seite häufig vermieden, meistens aus Bedenken vor möglichen unerwünschten kardiovaskulären Reaktionen. Tatsächlich werden die Vorteile eines aeroben Krafttrainings durch eine Reihe von Studien belegt, wonach sich ein guter Muskelmetabolismus sogar auf typische systemische Alterserkrankungen positiv auswirken kann.

Auch wenn mit dem in der Öffentlichkeit wachsenden Gesundheitsbewusstsein die Einsicht für die positiven Folgen körperlicher Fitness zunimmt, betreiben nur wenige % der erwachsenen Amerikaner ein ausreichendes Training zur Vermeidung eines chronischen Schmerzes, bei den älteren (65 Jahre und darüber) dürften es noch weniger sein. Innerhalb Europas sieht es nicht anders aus. Ungeachtet der Aussage nahezu aller damit beschäftigten wissenschaftlichen Studien und Erkenntnissen befürchten die meisten Betroffenen, dass die Aufnahme eines Trainingsprogramms eher zu neuen oder zur Verstärkung bereits bestehender Schmerzen führt, jedoch nicht zu deren Verminderung.

In Studien, die sich mit älteren Patienten beschäftigen, wurde deutlich, dass ältere Erwachsene auf aerobe Trainingsprogramme ähnlich gut ansprechen wie jüngere. Beim myokardialen oder ischämischen Schmerz könnte bei älteren Patienten durch aerobes Krafttraining und Änderung des Lebensstils, insbesondere Diät und Entspannung, eine Verbesserung der Sauerstoffaufnahme gegenüber untrainierten Senioren erreicht werden mit entsprechender Prophylaxe gegenüber kardiovaskulären Erkrankungen. Hier liegt die bislang nur geringe praktische Umsetzung dieser Erkenntnisse weniger an der Bereitschaft der Patienten als an der zurückhaltenden Verordnung bzw. Empfehlung von aktiven Trainingsprogrammen seitens der Ärzte, die bei thorakalen Schmerzen häufig eher zur Kreislauf schonenden Inaktivität raten.

Durch koordinierte Bewegungstherapien zeigt sich eine Verbesserung der Blutzirkulation und Atmung, ein größeres Bewegungsausmaß der Gelenke, ein Anstieg der Knochendichte und der Muskelkraft sowie eine verbesserte Koordination und kinästhetische Wahrnehmung. Eine individuell angepasste Trainingstherapie unter Anleitung durch einen professionellen Krankengymnasten oder Trainingstherapeuten führt nicht nur zu psychophysiologischen Fortschritten, sondern auch zur Prophylaxe primärer oder sekundärer Schmerzzustände. Die bisherigen Literaturrecherchen zeigen, dass die Studien zumeist ein gemischtes Patientengut aufweisen, während nur selten ältere Patienten gesondert berücksichtigt werden.

Es ist derzeit nicht gesichert, ob die Folgerungen und Empfehlungen, die sich aus Studien ergeben, auch auf alle Patienten übertragen werden dürfen. **[12] [13]**

4.5 Psychologische Therapie in den Zuwendungen – das Pendant zur somatischen Therapie

Die gute und aufmerksame Beurteilung von Schmerzqualitäten steht in direkter Beziehung zum Kommunikationsverhalten des Patienten. Da dieses sich mit zunehmendem Alter ändern kann, sei es krankheitshalber oder aus veränderter Sozialeinstellung zur Umgebung, sind für Senioren die üblichen Befragungsstrategien zur Schmerzidentifizierung häufig nicht ausreichend. Daher werden bei kognitiv beeinträchtigten und kommunikativ unzugänglichen Menschen sowohl Fremdeinschätzungen durch Angehörige oder Pflegepersonal verwertet als auch Schmerzsignale und –indikatoren des jeweiligen Patienten ins Verhältnis zu bekannten Krankheitsbildern gesetzt. Durch Verhaltensbeobachtungen im Ein- bis Zweitagerhythmus lassen sich Schmerzqualitäten erfassen sowie Schmerzmedikationen einstellen. Demnach hat sich die bisherige Annahme, dass mit den Lebensaltern die Schmerzschwellen ansteigen, bislang nicht bestätigt, wohl aber scheint sich die Schmerzbewertung zu ändern, indem ältere Menschen ihren Schmerzen geringere Bedeutung in ihrem Lebensrahmen zuweisen.

Grundsätzlich sind Schmerzen ein physio-psychologisches Erlebnis; indem sie zwar ursächlich auf der körperlichen Ebene entstehen, entwickeln sie sich jedoch oberhalb einer gewissen Intensität und Zeitschwelle über eine unklare Sinneswahrnehmung hinaus zu einem übergeordneten Problem auf der zentralen Ebene.

Hierzu werden die von den Nozizeptoren vermittelten Signale in 3 Zentren verarbeitet:

- Die Sensorik führt zur bewussten Wahrnehmung des Schmerzes über das Registrieren der Stärke der nervalen Impulse.
- Die Kognition nimmt die qualitative Bewertung vor, wobei frühere Schmerzengramme zum Vergleich dienen.
- Die Affektion beeinflusst den psychischen Zustand, indem sie die Aufmerksam dem Schmerzgeschehen zulenkt, und ihm dadurch eine hervorgehobene Bedeutungserteilung vermittelt.

Demnach beginnt die bewusste Schmerzbeurteilung mit der Reizung der sensorischen Großhirnfelder, während aus den affektiven Großhirnarealen die Gefühlsqualitäten und der Effekt vermittelt werden. Generell wird Schmerz als unangenehm empfunden, als ein unlustvolles Erlebnis, dem persönliche Schmerzerfahrung sowie soziale ökonomische und kulturelle Hintergründe eine individuelle Prägung vermitteln. Es besteht immer eine Assoziation mit einer körperlichen Ursache. Therapien allein auf der körperlichen Ebene können daher bei chronischen Krankheitsbildern nicht ausreichen.

Die psychologischen Verfahren lassen sich drei verschiedenen Ansätzen zuordnen, die als psychophysiologischer, operanter und kognitiver Ansatz zu bezeichnen sind. Diese Ansätze berücksichtigen die Bedingungen, die zur Chronifizierung von Schmerz beitragen.

Nach dem psychophysiologischen Ansatz chronifiziert Schmerz durch einen Circulus vitiosus von erhöhtem Muskeltonus und Schmerzerleben. Ein erhöhter Muskeltonus kann z. B. durch mechanische Fehlbelastungen oder durch Reaktionsbereitschaften auf der Grundlage einer Diathese entstehen (Diathese-Stress-Modell). Wird der erhöhte Tonus über lange Zeit hinweg aufrechterhalten, kommt es zu einer Veränderung des Muskelstoffwechsels, der das Schmerzerleben fördert. In der Therapie wird eine Tonussenkung angestrebt, wobei Entspannungsverfahren eingesetzt werden. Hierbei haben sich sowohl Autogenes Training, als auch progressive Muskelrelaxation als sehr erfolgreich erwiesen, wobei andererseits häufig auch Biofeedback-Geräte verwendet werden.

Der operante Ansatz führt Chronifizierung zusätzlich auf die motorischen Reaktionen auf den Schmerzreiz zurück. Besonderes Augenmerk wird auf das Schonverhalten gelegt, was das bestehende Dekonditionierungssyndrom weiter festigt. Die Therapieverfahren beziehen sich daher neben einem körperlichen Training auch auf die Förderung genussvollen Verhaltens und Erlebens, um die mentale wie auch körperliche Aktivitätsbereitschaft weiterhin zu steigern.

Der kognitive Ansatz schließlich geht auf Verzerrungen der Wahrnehmung und des Denkens ein, die häufig als Konsequenz eines Dauerschmerzes entstehen. Die Patienten sehen mit trüben Gedanken in die Zukunft, entwickeln Katastrophenphantasien und werden passiv. Dadurch schränken sie sich weiter ein, nehmen die ihnen verbliebenen Bewältigungsmöglichkeiten nicht mehr wahr und fühlen sich zunehmend hilflos.

Der therapeutische Ansatz besteht darin, gemeinsam mit den Patienten deren Coping- Strategien zu evaluieren, neue Coping- Strategien kennen zu lernen und zu erproben, um auf diese Weise übergeordnete psychosoziale Widerstandsressourcen zu reaktivieren und wieder Zuversicht in die Fähigkeit zur Kontrolle des Schmerzes zu gewinnen.

Nach der vorliegenden, noch nicht sehr umfangreichen Literatur ist der Erfolg psychologischer Strategien bei älteren Menschen von der Anpassung der Programme an deren speziellen Bedürfnisse abhängig. Hierbei handelt es sich um das Bedürfnis, Zuwendung zu erhalten und genügend Zeit zur Verfügung gestellt zu bekommen, um sich an neue Anforderungen anzupassen.

Für die Therapie ist von Bedeutung:

- vereinfachte Instruktionen und Wiederholungen der Instruktionen durch die Patienten,
- schriftliche Informationen zur Unterstützung des Gesagten,
- Intensivierung des Kontaktes zwischen Therapeut und Patient,
- Erleichterung des Hörverständnisses durch geringen räumlichen Abstand und besonders deutliche Sprache,
- Erhöhung der Anzahl der Sitzungen bei gleichzeitiger Verringerung des zeitlichen Umfangs,
- geringere Steigerung des Schwierigkeitsgrades bei Übungen zur Steigerung der körperlichen Aktivität,
- sehr kleine Schritte und die
- Überprüfung der Medikation daraufhin, ob hierdurch Aktivität und Lernvermögen beeinträchtigt sein könnten (z.B. durch Konsum von sedierenden Medikamenten).

4.6 Senioren und Pflegebedarf – praktische Vorbereitung

Pinquart und Sörensen haben 2000 einen Fragebogen zur Vorbereitung von Senioren auf einen zukünftigen Pflegebedarf entwickelt. In vorausgehenden Analysen sahen sie sich in der Annahme unterstützt, dass die Vorbereitung auf künftige Stressoren deren Bewältigung unterstützen kann. **[14]**

Dieser Fragebogen umfasst 3 Teile:

- (1) Erwartungen über die Nützlichkeit des Vorausplanens und zum wahrgenommenen Risiko, künftig Hilfe oder Pflege zu benötigen
- (2) Verarbeitungsprozesse der Vorbereitung (Gewahr werden des Pflegerisikos, Informationsvermeidung, Sammeln von Informationen über Pflegeoptionen, Präferenzen bilden, Aktivitäten zur Realisierung der Pläne, Zufriedenheit mit bisherigen Aktivitäten zur Vorbereitung)
- (3) Planinhalte (getrennt für einen vorübergehenden und langzeitigen Pflegebedarf)

Befunde zur Validität der Skalen werden für 574 Senioren (65-93 Jahre) berichtet. So geht z. B. eine erhöhte Vulnerabilität, in Zukunft Hilfe oder Pflege zu brauchen, mit mehr Vorausplanen einher. Zudem bestehen Zusammenhänge zur internalen Kontrollüberzeugung und zu habituellen Entscheidungsstilen. Daten zur Stabilität der Skalen wurden an einer Teilstichprobe von 103 Senioren gewonnen.

Da Studien mit Senioren einen neuen Bereich im wissenschaftlichen Programm Deutschlands bilden, haben M. Pinquart und S. Sörensen Prävalenz und Korrelate der Vorbereitung auf einen zukünftigen Hilfs- oder Pflegebedarf im Alter als einen Kulturvergleich zwischen Deutschland und den U.S.A. vorgenommen.

Vorerst konzentriert sich die Forschung auf spezielle Gruppen, die gegenwärtig oder zukünftig Hilfe benötigen. Ein breiter angelegter surveyorientierter Untersuchungsansatz, wie in der Forschung über Jugendliche und junge Erwachsene, muss allerdings noch entwickelt werden. Bisherige Forschungen in diesem Bereich zeigten, dass zwar viele Senioren allgemein darüber nachdenken, einmal Hilfe oder Pflege zu benötigen, dass aber nur wenige konkrete Pläne für eine solche Situation machen. Der Umfang und der Inhalt des Nachdenkens über einen zukünftigen Pflegebedarf, Präferenzen für Hilfsangebote und konkrete Entscheidungen werden bei im Privathaushalt lebenden Senioren im ländlichen und städtischen Raum Deutschlands und der USA untersucht. Befragt wurden ca. 300 Senioren aus den alten Bundesländern, 300 aus den neuen Bundesländern und 600 aus zwei amerikanischen Bundesstaaten. Hierbei finden die Autoren deutliche nationale und regionale Unterschiede im Vorausplanen, demnach haben amerikanische Senioren mehr Vorkehrungen für einen zukünftigen Hilfs- und Pflegebedarf getroffen als deutsche Senioren, und Westdeutsche wiederum mehr Vorkehrungen als Ostdeutsche. Es zeigt sich, dass die Verfügbarkeit von Ressourcen und die (wahrgenommene) Stabilität von gesellschaftlichen Rahmenbedingungen einen wichtigen Einfluss auf nationale Unterschiede in Vorausplanungen haben.

4.7 Die unantastbare Würde des Menschen - Basis von Behandlungs-Führung und Behandlungs-Begleitung

Nach christlicher Auffassung steht im Vordergrund der medizinischen Ethik, Leben zu fördern und zu erhalten. Vor allem die katholische Kirche verweist auf die Heiligkeit des Lebens. Darum wird neben den christlichen Grundforderungen die ethische Verpflichtung des Arztes präzisiert, dessen Aufgabe darin besteht, durch prophylaktische, kurative und palliative Maßnahmen dem Patienten dabei zu helfen, gesundheitlicher Beeinträchtigung seines Lebens (durch Krankheit und Behinderung) entgegenzuwirken. Mit der Betonung der Heiligkeit des Lebens wird klargestellt, dass das Erhalten von Leben in höchster Priorität steht. Es ist nicht Aufgabe der Heilberufler Entscheidungen herbeizuführen, welchen Lebensentwurf und welchem Lebensstil die Klienten und Patienten der Heilberufler wählen.

Unter utilitaristischen Gesichtspunkten lässt sich der ärztliche Auftrag als teleologische Handlungsmaxime formulieren, wonach die Folgen einer Handlung bzw. Handlungsregel optimal für den Schutz und die Verbesserung des Lebens aller von der Handlung Betroffenen sein sollen.

Nach christlicher Auffassung gelten ethische Grundregeln aber auch für Patienten für den eigenen Umgang mit Krankheit und Leiden, wenngleich aus anderer Warte.

Tatsächlich resultieren die meisten Forderungen nach ‚Euthanasie' vor allem aus dem Bedenken vor möglicher Nichtbeachtung der menschlichen Würde durch Inkompetenz und Gleichgültigkeit im praktischen Klinikablauf, aus dem Misstrauen gegenüber der Fürsorge von Ärzten und Klinikbetrieb im Umgang mit Moribunden und den sich darauf gründenden Ängsten vor dem Vorgang des weiteren Krankseins und den möglicherweise damit verbundenen Schmerzen, mit denen man alleingelassen wird, und vor Persönlichkeitsverlust. Auch der Vorwurf, die öffentliche Meinung würde Alter nur noch als Risiko und Kostenfaktor betrachten, schürt zusätzliche Befürchtungen vor mangelhafter Fürsorge und ärztlicher Versorgung. Vor allem begünstigt die zunehmende ethische Orientierungslosigkeit der Gesellschaft die Ängste um sich selbst und den Wunsch nach einer schriftlichen, rechtlich begründeten Absicherung vor den Auswirkungen eines unterstellten ebenso großen Mangels an Ethik in den Krankenhäusern.

4.8 Patientenverfügung

Andererseits muss ärztlicherseits in das unbedingte Gebot zur Lebenserhaltung das Prinzip der Autonomie des Patienten miteinbezogen werden. Das bedeutet aber zunächst ein Gebot der höchst umfassend möglichen, aber vor allem auch verständnisgerechten Information.

Über allen Voraussetzungen der ärztlichen Behandlungsführung steht als Aktionsrahmen die unantastbare und unveräußerliche Würde, die jeder Mensch in sich trägt, unbeeinflusst von anderen, von außen verliehenen Würden, und die in den Grundrechtskatalogen der Verfassungen und Deklarationen internationaler Organisationen festgeschrieben ist. Sie ist eine gewachsene Würde, deren Anerkennung nicht auf bloßem Glauben, sondern auf seelischer Empirie beruht. Gerade in akut kritischen Situationen verlangt die ärztliche Ethik, diese Würde des Kranken zu erhalten und ihn nicht zu objektivieren.

Patientenverfügungen sind typisch für unsere Zeit. Man versucht durch sie, Persönliches zu reglementieren und wirft zugleich neue Probleme auf.

Eines davon ist sehr real: Die Information, dass der Klient/Patient überhaupt eine Patientenverfügung verfasst hat, muss so bekannt gemacht sein, dass sie im Falle eines Unglücks unter allen Umständen abfragbar ist. Das bedeutet eine gezielte Information der Lebensbeteiligten. Denn die Wirksamkeit der Verfügung steht im weitesten Sinn im Gegensatz zu allen Pflichten, die sowohl Ersthelfer, als auch Akutmedizin haben, nämlich nach unbedingtem Erhalt des menschlichen Lebens. Deshalb sind juristische Vorsorgen angezeigt. **[15]**

Das Interesse an einer Patientenverfügung wächst mit dem Alter. Nach einer Befragung der *Deutschen Hospizstiftung* im Jahre 2005, wissen von den 14 - 29-Jährigen nur 39%, dass es die Möglichkeit diese Art der Absicherung gibt, bei den 30 – 50-Jährigen sind es über 70% und bei den über 50-Jährigen sind es 84%. Demnach beginnt das Interesse mit dem 30. Lebensjahr im Zusammenhang mit der Elterngeneration und steigt mit der eigenen Betroffenheit. Dennoch besaßen von den knapp 82 Millionen Einwohner Deutschlands 2005 nur 10% eine Patientenverfügung.

5. Die pädagogische Vereinbarung mit der Ländlichen Erwachsenenbildung

Der Vorstand des Institutes für Nachhaltige Gesundheitswissenschaften hat im Herbst 2007 eine Grundsatzdarstellung zur Erwachsenenbildung in Salutogenese abgegeben, vorgetragen und später publiziert. **[16]**

Die danach aufgestellte „Pädagogische Vereinbarung“ zwischen Institut und Ländlicher Erwachsenenbildung Niedersachsen ist verhandelt worden und führte zum rechtlichen Abschluss. Diesbezüglich datiert das Papier der Vereinbarung zwischen der Ländlichen Erwachsenenbildung KAG Osnabrücker Land e.V. und den Institut für Nachhaltige Gesundheitswissenschaften e.V. nach Niedersächsischem Bildungsgesetz in der ab 1.01.2005 geltenden Fassung vom 21.09.2007.

6. Die Voraussetzungen zur Planung der Erwachsenen-Bildung zur Fachkraft Salutogenese

Die Inhalte der Fortbildung zur *Fachkraft für Salutogenese* sollen umfangreiche Kenntnisse auf dem Gebiet der Gesundheitsförderung und Prävention vermitteln. Sie hat einen zeitlichen Umfang von 192 Unterrichtsstunden. Die Unterrichtszeiten gliedern sich in 6 Seminarblöcke a 16 Ustd., mind. 48 Ustd. betreute Eigenarbeit und eine 48 stündige Praxiserprobung.
Während der laufenden Fortbildung sind regelmäßige mündliche und schriftliche Wissenstandstandsüberprüfungen vorgesehen, zum Abschluss erfolgt ein Fachgespräch. Nach dem erfolgreichen Abschneiden wird die Teilnahme an der Fortbildung beurkundet.

Hierzu sind zunächst folgende Themen angesetzt worden :

1. Ursachen chronischer Erkrankungen aus unbekannten, aber ablauftypischen und komplexen Gesundheitsstörungen
2. Innovative Sicht von Gesundheit und Krankheit aus Sicht der Salutogenese
3. Konzepte und Methoden der Gesundheitsförderung und Prävention
4. Bedeutung psychosomatischer Gesundheit im Konzept der Salutogenese
5. Gesundheitssoziologische Aspekte des Salutogenetischen Modells
6. Lebensstil und Risikofaktoren

7. Salutogenese im Lebensentwurf als das dynamisch regulierende System der Wahrnehmung
8. Finden und Nutzen von Gesundheits-Ressourcen
9. Das Gesundheits-Krankheits-Kontinuum
10. Umgang mit Spannungszuständen und Stress
11. Methoden zum Abbau von Distress
12. Rolle individueller Widerstandsressourcen im Umgang mit Krankheit und Gesundheit
13. Methoden korrektiver und präventiver Intervention
14. Pharmazeutische Hilfen (orthomolekulare Pharmazie, Schüssler-Salze, Aromatherapie)
15. Homoöpathie
16. Komplementärmedizinische Hilfen
17. Humanes Verhalten in Trauerphasen
18. Ernährungsverhalten und Energie
19. Globaler ökologischer Ausgleich (GAIA)

Diese Themen führten zum Antrag.

7. Der Antrag zur Zertifizierung der „Fachkraft Salutogenese“

LÄNDLICHE ERWACHSENENBILDUNG IN NIEDERSACHSEN e.V. LEB

IHR BILDUNGSPARTNER

Fortbildung zur

„Fachkraft für Salutogenese“

(Förderung der beruflichen Weiterbildung - §§ 77 ff SGB III)

Durchführungsort: Wallenhorst

Fachliche Leitung und Konzept:

Univ.-Prof.a.D.Dr. Heinz Spranger

Maßnahmeleitung:	Name	Name
	Drosselweg	Johannssenstr.
	49134 Wallenhorst	30159 Hannover

Teilnehmer: Pro Qualifizierungsmodul können bis zu 15 TeilnehmerInnen aufgenommen werden.

1. Innovativer Ansatz

Nicht was Menschen krank macht, sondern wie Gesundheit entsteht, beschäftigte den israelisch-amerikanischen Medizinsoziologen Aaron Antonovsky in vielen seiner heute weltweit bekannten Forschungsarbeiten zum Thema „Salutogenese“.

Gesundheit und Krankheit sind für ihn sowohl von persönlichen Merkmalen geprägte Erlebnisse als auch von objektiven Faktoren (Arbeit, Lebenslage etc.) bedingte Zustände, deren Ausprägung im Sinne eines Gesundheits-Krankheits-Kontinuums gedacht werden kann. In diesem Sinne wird nicht der Leidensweg einer Krankheit betont, sondern der Gesundheitsaspekt des Symptoms.

Unter „Kohärenzsinn“ versteht Antonovsky eine Grundorientierung als Ausdruck eines umfassenden Vertrauens, dass die Dinge des Lebens strukturiert, vorhersehbar und erklärbar sind. Dazu gehört auch die Durchschaubarkeit der Welt und des Lebensalltags, was immer mehr

Menschen in der heutigen Zeit aufgrund tief greifender gesellschaftlicher Umbrüche und Veränderungen schwer fällt.

Antonovsky Konzept ist interdisziplinär angelegt und berührt alle Bereiche der Gesundheitsarbeit. Im Zentrum der Fortbildung zur „Fachkraft Salutogenese“ stehen deshalb Konzepte, Sichtweisen und Methoden, die helfen, im professionellen als auch persönlichen Alltag die Orientierung auf eine gesunde Entwicklung zu lenken und Kohärenz ins Leben zu bringen.

2. Aufgabenstellung

Ziel der Fortbildung ist die Vermittlung umfangreicher Kenntnisse auf dem Gebiet der aktiv angeleiteten individuellen Gesundheitsförderung. Im Zentrum steht das innovative Gesundheitsmodell der „Salutogenese“ von Aaron Antonovsky, das danach fragt, was Menschen gesund erhält. Durch das Erlernen unterschiedlicher Gesundheitsstrategien und -methoden werden die Teilnehmer/innen in Beruf und Alltag zu einem ganzheitlichen und praxisnahen Gesundheitshandeln befähigt.

3. Zielgruppe

AbsolventInnen und MitarbeiterInnen des Gesundheits- und Sozialwesens: SozialarbeiterInnen und SozialpädagogInnen, ErnährungswissenschaftlerInnen, GesundheitswissenschaftlerInnen, Fachhelferinnen, Krankenschwestern u. -pfleger, Medizinisch Technische AssistentInnen, Pharmakologisch und pharmazeutischen Technische AssistentInnen, ErzieherInnen und Heil-pädagogInnen (mit Berufserfahrung).

4. Aspekte des Gender Mainstreaming

Die herkömmlichen medizinischen Behandlungsrichtlinien orientieren sich an maskulinen Parametern. Dadurch werden die femininen Anamnesen und Befunde, und daher in der Folge auch Therapien und Heilerfolge minder bewertet, sodass zwei unterschiedliche geschlechtsspezifische Medizinen bestehen. Dies betrifft auch die gesund erhaltenden Mechanismen. Generell sprechen viele der Aspekte von Salutogenese besonders Frauen an, indem sie einer ‚Medizin der Emotionen’ offener gegenüber stehen. Diese Anschauungsweise beinhaltet das Zuhören-Können, das Nachempfinden-Können, das Einschätzen-Können von Erlebnissen und Leiden.

Schlaglichter aus der Hirnforschung zeigen:

In weiblichen Gehirnen haben sich folgende Besonderheiten entwickelt:
mehrere Sprachzentren sind in beiden Gehirnhälften lokalisiert, was Frauen dazu prädestiniert, kommunikative Fähigkeiten zu entwickeln.
Die Verbindung (Corpus callosum) zwischen den beiden Gehirnhälften ist um dreißig Prozent stärker als bei Männern. Das bewirkt, dass Frauen bei nahezu allen Tätigkeiten mehrere Bereiche des Gehirns aktivieren. Das befähigt sie, viele Informationen und Reize gleichzeitig zu verarbeiten und in Beziehung zueinander zu setzen. Sie tun das in der Regel aber weniger konzentriert und zielbewusst als Männer.

In männlichen Gehirnen haben sich Besonderheiten entwickelt:
spezielle Regionen für räumlich-visuelles Wahrnehmen, abstraktes Denken (Mathematik) und Problemanalyse sind stärker entwickelt.
Männer haben nur ein Sprachzentrum - in der linken Hirnhälfte, was es ihnen schwer macht, gleichzeitig zuzuhören und zu sprechen, dafür aber hilft, "Störungen" abzuschalten.
Ein männliches Gehirn ist stärker als das der Frau in Teilbereiche aufgeteilt - was es für Männer ‚natürlich' erscheinen lässt, dass sie sich immer nur auf eine Sache konzentrieren.
Die Verbindung zwischen den beiden Hirnhälften ist um dreißig Prozent schwächer als bei Frauen, was es Männern leicht macht, von der einen auf die andere Gehirnhälfte "umzuschalten".

Es ist das erklärte Ziel der Fachkraft für Salutogenese, in einer ständigen Teamarbeit gender-übergreifend sowohl matriarchale, als auch patriarchale Besonderheiten im Sinne der Klienten und Patienten zu nutzen.

5. Auswahl der Teilnehmer

Die Auswahl der TeilnehmerInnen an dem Fortbildungsgang zur Fachkraft für Salutogenese richtet sich vor allem nach den Kriterien der Kommunikationsfähigkeit und Gruppendynamik, um in tatkräftiger Kooperation die Besonderheiten individuell gesunderhaltender Maßnahmen herauszuarbeiten, im Gegensatz zu Priorisierungs- und Posteriorisierungsmechanismen.

Hierbei gelangen diejenigen BewerberInnen mit persönliche Erfahrungen mit Bewegungs-, Anspannungs- und Entspannungstechniken in die engere Wahl. Wichtig sind z.B. erfolgreich absolvierte Sport-Trainer-Kurse (ebenso Yoga-Kurse), die die potentiellen TeilnehmerInnen am Programm befähigen, die Bedeutung des Zusammenspiels zwischen mentaler (kognitiver und psychischer) und physischer Resonanz mit den Klienten und Patienten bevorzugt zu verstehen.

Daher erfolgt in einer kleinen Gesprächsrunde ein Auswahlgespräch zum Aufschluss über fachspezifische Berufsausbildung oder –tätigkeiten.

Die Auswahl berücksichtigt ebenso die Kommunikationsfähigkeit mit anderen, später für die Fachkraft wichtigen Zielpersonen, also Teammitgliedern, Klienten und Patienten. Hinzu kommen die Beherrschung von Dokumentationsgrundlagen sowie das Verständnis für Aufzeichnungen aller Art, Schemata und Diagrammen.

6. Umsetzung der Qualifizierungsmaßnahme

Die Qualifizierungsmaßnahme wird sowohl in Frontalunterricht, als auch im Seminarstil durchgeführt.

6.1. Abschluss

Zum Abschluss der Fortbildung ist ein Fachgespräch vorgesehen. Nach dem erfolgreichen Abschneiden wird die Teilnahme an der Erwachsenenfortbildung beurkundet.

6.2. Stoffplan

Erwartungshaltung zur Gesundung aus Krankheit und Leiden: Therapeutische und eigenregulatorische Auswege aus der Pathogenese - aus bekannten Ursachen - aus unbekannten, aber ablauftypischen Gesundheitsstörungen - aus komplexen Gesundheitsstörungen

Prävention und Gesundheitsförderung: - vorrangig schadensfrei halten - reversible Schäden ausschalten - weitere Schäden verhindern

Ein Aspekt von Salutogenese: Definition und Umgang mit psycho-somatischer Gesundheit, Merkmale von Gesundheit (Antlitzdiagnostik)

Gesundheit/Krankheit in Lebensentwurf und Lebensstil/Risikofaktoren

Gesundheitsförderung ('Salutogenese') im Lebensentwurf als dynamisches regulierendes System
Wahrnehmung - Perzeption – Apperzeption

Individuelle Grundhaltung des Menschen "Kohärenz" - Verstehbarkeit - Handhabbarkeit - Sinnhaftigkeit – Veränderbarkeit

Gesundheits - Krankheits - "Kontinuum"

Stress - Stressoren - Spannungszustände – Stressabbau

Pharmazeutische Hilfen (orthomolekulare Pharmazie, Schüssler-Salze, Aromatherapie, Homöopathie und Spagyrik)

Individuelle Widerstandsressourcen (bio-psycho-soziales Modell)

Komplementärmedizinische Hilfen

Übertragung - Gegenübertragung - sinngerichtete Zuwendung - Placebo - Nocebo
Zuwendungsmerkmale - Gender- und Altersspezifisches

Ökosysteme und Humanökologie

Soziologie - Bildung – Armut

Migration im Problemkreis von Gesundheit / Krankheit / Risiken

Krankheitsverarbeitung - Umgang mit Trauer

Der globale Ausgleich - Nahrung und Energie

6.3. Die Stärkung der Präsentationsfähigkeit wird durch Kurzvorträge im Rahmen der Maßnahme erreicht. In der Regel berichten die Teilnehmer eine (in selbstständiger Hausaufgabe) vorbereitete Zusammenfassung des jeweiligen letzten Unterrichtes. Sie folgen dabei der Aufgliederung in These – Antithese (aus ihrer eigenen Kompetenz) – Synthese als diskutabler Vorschlag

6.4. Die Stärkung der Zuwendungsfähigkeit wird durch Übungen erreicht, bei denen das Autogene Training, die Muskelrelaxation nach E. Jacobson und taktile Fähigkeiten dominieren. Dabei werden ferner verschiedene Suggestibilitätsverfahren aus der Energetischen Psychologie demonstriert, geübt und kritisiert. Die Grenzen der Zuwendung werden individuell erprobt.

6.5. Die Stärkung der Kommunikationsfähigkeit wird dann unter Einschluss der Techniken von Energetischer Psychologie an eigenen Hirnengrammen erprobt und gezielt bestimmt.

6.6. Praxisanteile

Die Übungsanteile begleiten den Unterricht so, dass Theorie und Praxis ineinander übergehen. Dabei wird der Wert der Kommunikation im Team bestimmt, festgelegt und verbessert. Dabei hat sich der Teilnehmer auf Menschen in unterschiedlichen Gesundheits-, Leidens- und Krankheits-Stadien einzustellen.

8. Das Zertifikat „Fachkraft Salutogenese“

Das bestätigte Zertifikat beinhaltet ein Vorblatt mit allgemeinen Mitteilungen und einen Anhang mit allen denjenigen Bildungsgängen, die zugleich aufgenommen worden sind.

ZERTIFIKAT

Hiermit bescheinigt Lloyd's Register Quality Assurance, dass die Weiterbildungsmaßnahmen gemäß Anhang dieses Zertifikates

der

Ländliche Erwachsenenbildung in Niedersachsen e.V.
Johannssenstr. 10, 30159 Hannover
Deutschland

durch Lloyd's Register Quality Assurance geprüft und bewertet wurden und zugelassen sind als

Zugelassene Weiterbildungsmaßnahmen für die Förderung der beruflichen Weiterbildung nach dem Recht der Arbeitsförderung zugelassen durch Lloyd's Register Quality Assurance GmbH – von der Anerkennungsstelle der Bundesagentur für Arbeit anerkannte Zertifizierungsstelle.

Dieses Zertifikat ist nur in Verbindung mit dem Zertifikatsanhang gültig, wobei dieser Anhang mit den zugehörigen Maßnahmen die gleiche Referenznummer haben muss.

Zertifikat
Registrier-Nr.: KLN 4000603-L01-L39

Erstmalige Zulassung: 2. Juli 2008

Bestehendes Zertifikat: 2. Juli 2008

Dieses Zertifikat ist gültig bis: 1. Juli 2011

Ausgestellt von: Lloyd's Register Quality Assurance GmbH

Dieses Dokument unterliegt der umseitigen Bestimmung.
Bonner Str. 172-176, 50968 Köln, Deutschland, Handelsregister Nr. B 34587
Bundesweite Anerkennung unter der BA-Registriernummer 05/03/01
Diese Zertifizierung wurde gemäß den LRQA-Verfahren zur Auditierung und Zertifizierung durchgeführt. Diese Verfahren werden von LRQA überwacht.
Macro Revision 11

ZERTIFIKATSANHANG

Ländliche Erwachsenenbildung in Niedersachsen e.V.
Johannssenstr. 10, 30159 Hannover
Deutschland

<u>Maßnahmen</u>

Umschulung zum / zur Hauswirtschafter/in (in Vollzeit oder Teilzeit)	KLN 4000603-L01-L34
Umschulung zum / zur Floristen / Floristin (in Vollzeit oder Teilzeit)	KLN 4000603-L01-L35
Umschulung zum / zur Gärtner/in Fachrichtung Garten- und Landschaftsbau (in Vollzeit oder Teilzeit)	KLN 4000603-L01-L36
Aktiv plus	KLN 4000603-L01-L37
Fortbildung zur „Fachkraft Salutogenese"	KLN 4000603-L01-L38
BPE für Langzeitarbeitssuchende mit mehreren Vermittlungshemmnissen „Modulo+" in Vollzeit oder Teilzeit	KLN 4000603-L01-L39

Zertifikat
Registrier-Nr.: KLN 4000603-L01-L39

Erstmalige Zulassung: 2. Juli 2008

Bestehendes Zertifikat: 2. Juli 2008

Dieses Zertifikat ist gültig bis: 1. Juli 2011

Seite 1 von 1

Dieses Dokument unterliegt der umseitigen Bestimmung.
Bonner Str. 172-176, 50968 Köln, Deutschland, Handelsregister Nr. B 34587
Bundesweite Anerkennung unter der BA-Registriernummer 05/03/01
Diese Zertifizierung wurde gemäß den LRQA-Verfahren zur Auditierung und Zertifizierung durchgeführt. Diese Verfahren werden von LRQA überwacht.

9. Die Voraussetzungen zur Planung der Erwachsenen-Bildung zur „Fachkraft für regulative und integrative Heil- und Heil-Hilfsmethoden“

Die *Fachkraft für angewandte regulative und integrative Heil- und Heil-Hilfsmethoden* ist eine Konsekutiv-Weiterbildung der *Fachkraft für Salutogenese.*

Die Fortbildung hat einen zeitlichen Umfang von 336 Unterrichtsstunden. Die Unterrichtszeiten gliedern sich in 9 Seminarblöcke a 16 Ustd., mind. 96 Ustd. betreute Eigenarbeit und eine 96 stündige Praxiserprobung. Die Struktur des Angebotes (Theorie über Module mit Lernfeldern, angeleitete Eigenarbeiten und Übungen im Präsenzunterricht, schließlich betreute Praxiserprobung) entspricht nicht nur Berufsbegleitung, sondern vor allem fern-unterrichtstypischen Merkmalen. Daher ist ein Durchgang in 12 Monaten möglich.

Im Seminarstil werden Zuwendungsmöglichkeiten erarbeitet, Zuwendungstaktiken (einschließlich Sozialverhalten) geübt, Arbeiten und Selbst-Management trainiert, Kommunikationsfähigkeit in allen relevanten Kontakten geprüft, Erarbeitungen neuer, bisher fremder Dienstleistungen gelernt.

Im Zentrum der Unterrichtung stehen bio-psycho-soziale Aspekte der Kognitionen, Emotionen, Motivation und Wesensart von gesunden und kranken Personen so, wie man es aus den traditionellen Medizinen kennt.

Während der laufenden Fortbildung sind regelmäßige mündliche und schriftliche Wissenstandstandsüberprüfungen vorgesehen, zum Abschluss erfolgt ein Fachgespräch. Nach dem erfolgreichen Abschneiden wird die Teilnahme an der Fortbildung beurkundet.

Hierzu sind zunächst folgende Themen angesetzt:

1.1 Repetitorium Salutogenese
1.2 komplementär- und integrativ-typische Morphologie und Funktion, Matrix, Kompartimentation
1.3 Medizinisches Handeln und Psychologie
1.4 Funktionelle Immunologie
1.5 Repetitorium der Syntropien
1.6 Orthomolekulare Medizin/Pharmazie
1.7 Manipulative Verfahren bei Schmerzen
1.8 Ernährung, Phytologie und TEM
1.9 Chronobiologie, -medizin
1.10 Zeit in der Medizin
1.11 Grundlagen interkultureller Medizinen
2.1 Interkulturelle Regulations-Physiologie, Altersprobleme, Senium
2.2 Bio-psycho-soziales Modell in komplementärer und integrativer Biologie
2.3 Manuelle Therapien inkl. craniosakraler, Osteopathie und Applied Kinesiology
2.4 Bewegungs- und Hydrotherapie
2.5 Homöopathie, Bach-Blütentherapie
2.6 Bioelektrische Messverfahren am Beispiel
2.7 Klangtherapie und Musikmedizin
2.8 Psychosomatik
3.1 Angewandte Anti-Aging-Medizin
3.2 Spirituelle Interventionen und Heilerprogramme
3.3 Geopathische Störfelddiagnostik
3.4 Purgierende Therapien, Reinigungen, Ausleitungen
3.5 Polypragmasie
4.1 Aufbau wissenschaftlich-praktischen Arbeitens und Ergebnis-Beurteilung
4.2 Abschlussarbeiten

Mit der zunehmenden Zahl chronisch kranker und multimorbider Patienten steigt auch deren Versorgungsanspruch. Dies führt zur Überlastungen der Ärzteschaft und erfordert Umstellungen im Pflegewesen. Zur Wahrung der Kernkompetenzen von Haus- und Fachärzten ergibt sich daher zunehmend die Notwendigkeit der Delegation ärztlicher Leistungen an nicht ärztliche Fachberufe. Änderungen werden auch den Patientenstatus betreffen, in der Umorientierung vom reinen Leistungsempfänger zum Mitarbeiter in der Stabilisierung der eigenen Gesundheit. Langfristiges Ziel des Versorgungsniveaus ist daher die aktive Miteinbeziehung des Patienten durch die Unterweisung und Unterstützung des Pflegepersonals. Dies entspricht der Forderung der Salutogenese nach Entdeckung, Aufbau und Stärkung eigener Ressourcen unter biopsychosozialen Aspekten. Hierzu bieten sich *regulative Therapien* mit einer gewissen Laienaffinität an.

Für dieses Konzept ist eine Fachkraft erforderlich, die im Dialog mit ärztlichen und nicht-ärztlichen Heilberuflern ihre Kenntnis zum Nutzen des passenden Betreuungskonzeptes einbringen kann. Entsprechend geschult kann sie hierbei ein perfektes Bindeglied zwischen Pflegedienst und Arztpraxis darstellen.

Für dieses Anforderungsprofil fehlen bisher nach diesseitiger Auffassung geeignete Fachkräfte, die auf heilberufliche Anweisung Klienten/Patienten in *regulativen und integrativen Medizinen* betreuen. Das vorgestellte Projekt hilft, mit zertifizierten Fortbildungen diese Lücke zu schließen.

10. Der Antrag zur Zertifizierung der „Fachkraft für regulative und integrative Heil- und Heil-Hilfsmethoden“

LÄNDLICHE ERWACHSENENBILDUNG IN NIEDERSACHSEN e.V. LEB

IHR BILDUNGSPARTNER

Fortbildung zur

„Fachkraft für angewandte regulative und integrative Heil- und Heil-Hilfsmethoden“

(Förderung der beruflichen Weiterbildung - §§ 77 ff SGB III)

Durchführungsort: Wallenhorst und andere

Durchführungszeitraum: ab 01 / 2009

Fachliche Leitung und Konzept: Univ.-Prof.a.D.Dr. Heinz Spranger

Maßnahmeleitung:

Name
Drosselweg
49134 Wallenhorst

Name
Johannssenstr.
30159 Hannover

Struktur: Das Angebot erfolgt in 9 Seminareinheiten Präsenzunterricht a 16 Ustd. sowie integrierten (betreuten) regionalen Arbeitsgruppen incl. Praxiserprobung im Umfang von mind. 192 Ustd. Die gesamte Fortbildung wird zusätzlich durch ein Onlineforum begleitet.

.

Stundenumfang: Die Maßnahme umfasst insgesamt (incl. reg. Arbeitsgruppen) 336 Unterrichtsstunden

Teilnehmer: Pro Bildungsgang können bis zu 15 TeilnehmerInnen aufgenommen werden.

Inhaltsverzeichnis:

Fortbildung zur

„Fachkraft für angewandte regulative und integrative Heil- und Heil-Hilfsmethoden“

(Förderung der beruflichen Weiterbildung - §§ 77 ff SGB III)

1.Innovativer Ansatz

Eine Fachkraft ist allgemein eine Person, die eine Berufsausbildung mit geeigneter fachlicher Ausbildung, Kenntnissen und Erfahrungen, so erfolgreich absolviert hat, dass sie bestimmte Qualitätsstandards, die von ihr in Praxis und Theorie erwartet werden, erfüllen kann. Ihr durch diesen Bildungsgang erworbenes Arbeitsfeld liegt in der besonderen Kenntnis nicht-konventioneller Gesundheitspflege und Regulationsphysiologie.

Das gesamte Gebiet der regulativen und integrativen Heil- und Heil-Hilfs-Methoden sollte in der Regel durch handlungsführende Ärzte, sowie Heilpraktiker, Fachkräfte für Salutogenese, aufstiegsfortgebildete Pflegekräfte, medizinisch technische AssistentInnen und andere Medizinalpersonen belegt sein. Hierzu ist verbindlich festzustellen, dass sämtliche vermittelte theoretische und praktische Kenntnisse keine ärztliche, aber auch keine heilpraktische Kompetenz ersetzen können und dürfen.

Tatsächlich wird dieser Zweig der Klienten- und Patienten-Zuwendungsmaßnahmen in die große Gruppe der Wellness-Aktivitäten und damit in die der nicht-medizinischen, aber kommerziellen Wohlfühl-Organisationen gedrängt.

Dem begegnen wir mit einem systematischen Programm von Maßnahmen beruflicher Weiterbildung, das wir zunächst mit dem eigenständigen Fortbildungsgang „Fachkraft für Salutogenese“ beginnen.

Andererseits müssen aber Methoden und Techniken erlernt werden, die das Maß der Salutogenese übersteigen und in den großen Bereich der energetischen Anwendungen gehören. Diese hier beschriebene Maßnahme beruflicher Weiterbildung ist auf der Basis der „Fachkraft für Salutogenese“, als bereits erworbene Grundkenntnis der Hilfen im medizinischen Team, möglich.

K-A.M – Verfahren (Komplementäre-alternative Medizinverfahren) sind ein international verbindlicher Begriff und beinhalten regulative und integrative Methoden.

Um das Arbeitsbündnis zwischen ärztlichem und nicht-ärztlichem Heilberufler einerseits und Klienten und Patienten andererseits zu sichern, wurden die Kennungen der unterschiedlichen K A M – Verfahren in Befund und Therapie einer Dreiteilung unterzogen und mit Meta-Aspekten geprüft. Diese Meta-Aspekte gestatten, bei Bedarf traditionelle und so genannte neue Verfahren in Kategorien einzuordnen, die der modernen Analyse von Medizinen und denen zu ihnen gehörenden Hilfen entsprechen.

Die „Fachkraft für angewandte regulative und integrative Heil- und Heil-Hilfsmethoden“ muss nicht alle Hilfen zu den zu beurteilenden Verfahren selbst praktisch beherrschen, aber deren Eigenheiten verstehen und damit Rat geben können, wenn die Fachkraft danach gefragt wird. Diese Fachkraft ist ein beständiger Partner aller ärztlicher und nicht-ärztlicher Heilberufler und gleichzeitig Übersetzer in das Verständnis- Gerechte der Klienten und Patienten und vermehrte Zuwendung zu diesen.

Da die Struktur des Angebotes (Theorie über Module mit Lernfeldern, angeleitete Eigenarbeiten und Übungen im Präsenzunterricht, schließlich betreute Praxiserprobung) nicht nur berufsbegleitenden, sondern vor allem fernunterrichtstypischen Merkmalen entspricht, ist ein Durchgang in 12 Monaten möglich.

2. Aufgabenstellung

Ein wichtiger Blickwinkel liegt bei den Medizinen. Diese Fortbildung zur Fachkraft bedeutet eine Stärkung der Hilfeleistungen für die Medizinen. Grundlage der Fachvermittlungen sind vergleichende Graduierungen regulationsbiologischer und integrativer Medizinen als ‚alternativ' mit konventionellen Verfahren. Diese werden dann ausgegrenzt, wenn sie nicht immer beweisgestützt reproduzierbar sind. Dafür wird das Wort „evidenzbasiert als erwiesen“ interpretiert, obwohl die richtige Übertragung „offensichtlich“ wäre. Dann wäre damit auch ausgedrückt, dass Longitudinalstudien als praktische Beobachtungsverfahren der Medizin zu den Regeln des ärztlichen und nichtärztlich-heilberuflichen Tuns gehören.

Grundvoraussetzung für die systematische Umsetzung der nicht ärztlichen Gesundheitsbetreuung und befunderheblich mit therapierelevanter Medizin ist die Einsicht in wissenschaftliche Bewertung des hierbei jeweils zur Anwendung kommenden Maßnahmen-Kataloges. Hierzu sind aber tatsächlich Abgrenzungen zur nicht-evidenz-basierten Wissenschaft erforderlich, wie sie in der Gesamtentwicklung der medizinischen und pflegerischen Zuwendungsphänomene in drei Kategorien erstellt sind:

Die erste beinhaltet evidenzbasierte medizinische Logik [EBM].
Beständig erneuerte Wissenschaftliche Abstracts zu medizinischer Methodik, evidenzbasierter Gesundheitsversorgung, Patienteninformation, Entscheidungsfindung, Informationsmanagement und professionellem Lehren und Lernen gestatten die Orientierung am Stand der Wissenschaft, Forschung und Entwicklung.

Die zweite verspricht nach weiteren Untersuchungen Annäherung an die Evidenzbasiertheit unter Einschluss einer Katamnese [EBM-elected].

In der dritten wird auch nach Sammlung von vielen Erfolgsmerkmalen (‚wer heilt, hat Recht') zwar ein Erfahrungsgedächtnis entfaltet, aber außer Heil-Hilfs-Argumentationen von Kasuistiken keine allgemeine Führung im Sinne einer Evidenz als „offenkundig" zu erwarten sein [non-EBM].

Wir berücksichtigen in unserem Themenkatalog, dass grundsätzlich alle ermittelte Theorien Träger und Kennzeichen von bester Praxis sind, weil sie sonst der Medizinethik entbehren würden. Dies gilt analog für die nicht-ärztliche „Fachkraft für angewandte regulative und integrative Heil- und Heil-Hilfsmethoden".
Wir haben drei Module Präsenzunterricht gewählt, um in zwei dieser die fachlichen Inhalte anzusprechen, mit Unterlagen zu bereichern und zu diskutieren. Im dritten Modul (Präsenzunterricht im Seminarstil) werden
Zuwendungsmöglichkeiten erarbeitet,
Zuwendungstaktiken (einschließlich Sozialverhalten) geübt,
selbstständiges Arbeiten und Selbstmanagement trainiert,
Kommunikationsfähigkeit in allen relevanten Kontakten geprüft,
Erarbeitungen neuer, bisher fremder Dienstleistungen gelernt.

Die zwei, nicht im Präsenzunterricht stehenden Module werden zur Erarbeitung der Meta-Aspekte im betreuten Fernunterricht angeboten.

Die Praxisreflexion hat einen eigenen, für angewandte Regulationsbiologie typischen Aufbau von Aufgabenlösung, Befunderhebung, Hilfen bei Verfahren und Kontrollabschnitten.

3. Zielgruppe

AbsolventInnen und MitarbeiterInnen des Gesundheits- und Sozialwesens: SozialarbeiterInnen und SozialpädagogInnen, ErnährungswissenschaftlerInnen, GesundheitswissenschaftlerInnen, Fachhelferinnen, Krankenschwestern u. -pfleger, Medizinisch Technische AssistentInnen, Pharmakologisch und pharmazeutischen Technische AssistentInnen, ErzieherInnen und HeilpädagogInnen (mit Berufserfahrung) und Fachkräfte für Salutogenese.

4. Aspekte des Verständnisses für Heil- und Heilhilfsverfahren

Hierzu bleibt grundsätzlich festzustellen:

Die herkömmlichen und konventionellen medizinischen Untersuchungs- und Behandlungsrichtlinien orientieren sich an der Evidenz. In der aktuellen Diskussion über den Wert der so genannten evidenzbasierten Medizin mit Alleingültigkeitsmerkmal werden auf der Basis unilateraler, objektivierbarer Wissenschaftlichkeit die integrativen und alternativen Therapien polarisierend hauptsächlich negativ beurteilt, vom Klienten/Patienten aber befürwortet und gewünscht. Unter medizinethischen Blickwinkeln sind nämlich mechanistische, ausschließlich morphologisch fixierte Kategorisierungen unter Ausschluss bio-psycho-sozialer Komponenten schädlich. Die Individualität des Patienten wird vernachlässigt, indem sich gesundheitlich auswirkende Faktoren wie Verhalten, Kognitionen, Emotionen, Motivation und Wesensart einer Person keine Berücksichtigung in Anamnese, Befunderhebung, Planung und rehabilitativer Nachsorge finden. Unter bio-psycho-sozialen Aspekten werden dagegen Gesundheit und Krankheit als jeweilige Determinanten eines Kontinuums gesehen. Auftretungszeitpunkt, Chronizität und Belastungsfaktoren finden ihre erforderliche Beachtung in den befund- und therapietypischen Verfahren der komplementären und integrativen Medizinen, so, wie man es aus den traditionellen Medizinen kennt. Deshalb finden diese immer mehr Zuspruch.

Bisher fehlen aber geeignete Fachkräfte, die die Klienten/Patienten in diesen „alternativen Medizinen“ auf Anweisung auf heilberufliche Anweisung begleitend betreuen.

Es besteht daher die grundsätzliche Notwendigkeit, diese in eine Kategorisierung einzubringen, die Zuordnungen zur gültigen Lehre ermöglicht. Sinnsuche und –findung dieser Herausforderung ist die Organisation eines Curriculums für eine „Fachkraft für angewandte regulative und integrative Heil- und Heil-Hilfsmethoden“, die als Maßnahme beruflicher Weiterbildung zur Zertifizierung ansteht. Ausschließlich evidenzbasierte Normative können diese Erwartungen jedoch nicht erfüllen. Voraussetzung hierfür ist das Arbeitsbündnis, wodurch dem zu Betreuenden durch den Betreuer die Kenntnis des Gesundheitsverhaltens und das Befolgen der hierfür zu erlernenden Strategien vermittelt werden soll. Der Beziehungsaspekt ist hierbei die grundlegende Motivation der Individualisierung und somit die Basis.

Die Fachkraft hat die Aufgabe, hier die Besonderheit der Zuwendungs-Merkmale zu betreuen.

Sicherlich wird eine „Fachkraft für angewandte regulative und integrative Heil- und Heil-Hilfsmethoden“ allein weder in der Lage noch berechtigt sein, den Inhalt dieses Curriculums kongruent umzusetzen. Hierzu ist die ärztliche und nicht-ärztlich heilberufliche Handlungsführung allein berechtigt.

Da sie hingegen Kenntnisse von den Metaaspekten der Themen vermittelt bekommt, wird sie auch bei Wechsel der Themen oder der Situativen in der Lage sein, Umzudenken und Umzuhandeln. Dass hierbei nicht nur die konventionellen Themen, sondern vor allem die integrativen in den Vordergrund kommen, macht sie zu einer Fachkraft mit breitestem Basiswissen und fundamentalen Einschätzungen für Erklärungen und Hilfen.

Ihre Fortbildung ermöglicht ihr beim zu Betreuenden die praktische Erweiterung des Blickwinkels unter Ausnutzung psychosozialer Charakteristiken zum Erkennen, Erlernen und selbstverantwortlichen Steuerung seiner Eigenkompetenz für den Aufbau seiner aktiven Gesundheitsmotivation. Weiterhin wird sie im Dialog mit den ärztlichen und nicht-ärztlichen Heilberuflern ihre Kenntnis zum Nutzen des für ihren Anvertrauten passenden

Betreuungskonzeptes einbringen. Ferner wird sie erlernte Praktiken in Abschätzung vorhandener Ressourcen sowie ihrer Wirkung auf das Gesundheitsverhalten des Klienten bzw. Patienten unter Maßgabe und Anleitung der ärztlichen und nicht-ärztlichen Heilberufler anwenden.

Dadurch wird die „Fachkraft für angewandte regulative und integrative Heil- und Heil-Hilfsmethoden" eine wesentliche Funktion übernehmen innerhalb des Arbeitsbündnis zwischen ärztlichem Heilberufler und Patient, zwischen Sozialarbeiter/Sozialpädagoge und Klient, zwischen sozialer Administration und Anspruchsnehmer. In Krankenhäusern, Rehabilitationseinrichtungen, Altersheimen wird sie angeleitete Betreuungsaufgaben im Konsens direkt am Patienten übernehmen können, nach Anweisung fachlicher Handlungsführender.

Die zunehmende Konkretisierung der sich anbahnenden demographischen Veränderungen wird im Sozial- und Gesundheitswesen zu wesentlichen Umstrukturierungen führen, die sowohl im fachlichen als auch personellen Bereich neue Strategien erfordern. Die „Fachkraft für angewandte regulative und integrative Heil- und Heil-Hilfsmethoden" erfüllt auf jeden Fall eine der möglichen Anforderungsprofile.

5. Auswahl der TeilnehmerInnen

Die Auswahl der TeilnehmerInnen an dem Fortbildungsgang zur Fachkraft richtet sich vor allem nach den Kriterien der Kommunikationsfähigkeit und Gruppendynamik, um in tatkräftiger Kooperation die Besonderheiten individuell alternativen Maßnahmen herauszuarbeiten.

Hierbei gelangen diejenigen BewerberInnen mit persönlichen Erfahrungen in Bewegungs-, Anspannungs- und Entspannungstechniken in die engere Wahl. Wichtig sind z.B. erfolgreich absolvierte Sport-Trainer-Kurse, die die potentiellen TeilnehmerInnen am Programm befähigen, die Bedeutung des Zusammenspiels zwischen mentaler (kognitiver und psychischer) und physischer Resonanz mit den Klienten und Patienten bevorzugt zu verstehen.

Daher erfolgt in einer kleinen Gesprächsrunde ein Auswahlgespräch zum Aufschluss über fachspezifische Berufsausbildung oder –tätigkeiten.

Die Auswahl berücksichtigt ebenso die Kommunikationsfähigkeit mit anderen, später für die Fachkraft wichtigen Zielpersonen, also Teammitgliedern, Klienten und Patienten. Hinzu kommen die Beherrschung von Dokumentationsgrundlagen sowie das Verständnis für Aufzeichnungen aller Art, Schemata und Diagrammen.

6. Umsetzung der Fortbildung

Siehe „Muster(Stoff-)arbeitsplan"

6.1. Abschluss
Zum Abschluss der Fortbildung ist ein Fachgespräch vorgesehen. Nach dem erfolgreichen Abschneiden wird die Teilnahme an der Fortbildung beurkundet.

6.2. Stoffplan
Zur Kategorisierung gehören folgende Kapitel und Lernfelder:
[Achtung: Grobunterteilung in vier Fach-Kapitel analog 1.EbM, 2.EbM-elected, 3.non-EbM und das Begleitkapitel 4.Wissenschaftliches Arbeiten. Diese LernFelder sind für begleitende Fernunterrichtung und dabei zu bearbeiten]

1.1 Repetitorium Salutogenese
1.2 komplementär- und integrativ-typische Morphologie und Funktion, Matrix, Kompartimentation
1.3 Repetitorium Ärztliches Tun mit Psychologie
1.4 Funktionelle Immunologie
1.5 Repetitorium der Syntropien
1.6 Ernährung, Orthomolekulare Medizin/Pharmazie
1.7 Manipulative Schmerzdiagnostik und –therapie
1.8 Phytologie und TEM
1.9 Chronobiologie, -medizin
1.10 Zeit in der Medizin
1.11 Grundlagen interkultureller Medizinen

2.1 Interkulturelle Regulationsphysiologie,
Altersproblematiken, Senium

2.2 Bio-psycho-soziales Modell in komplementärer und integrativer Biologie und Medizin

2.3 Manuelle Therapien inkl. Craniosakral, Osteopathie und Applied Kinesiology

2.4 Bewegungs- und Hydrotherapie

2.5 Homöopathie, Bach-Blütentherapie

2.6 Bioelektrische Messverfahren Am Beispiel EAV

2.7 Klangtherapie und Musikmedizin

2.8 Psychosomatik

3.1 Angewandte Anti Aging-Medizin

3.2 Spirituelle Interventionen und Heilerprogramme

3.3 Geopathische Störfelddiagnostik

3.4 Purgierende Therapien, Reinigungen, Ausleitungen

3.5 Polypragmasie

4.1 Voraussetzung wissenschaftlichen Arbeitens

4.2 Abschluss-Arbeiten

6.3. Aspekte der Vermittlung

Die Stärkung der Präsentationsfähigkeit wird durch Kurzvorträge im Rahmen der Maßnahme erreicht. In der Regel berichten die Teilnehmer eine (in selbstständiger Hausaufgabe) vorbereitete Zusammenfassung des jeweiligen letzten Unterrichtes. Sie folgen dabei der Aufgliederung in These – Antithese (aus ihrer eigenen Kompetenz) – Synthese als diskutabler Vorschlag.

Die Stärkung der Zuwendungsfähigkeit wird durch praktische Übungen erreicht. Dabei werden ferner verschiedene Suggestibilitätsverfahren aus der Energetischen Psychologie demonstriert, geübt und kritisiert.

Folgende Übungen werden vorgenommen:
Dokumentationsübung zu Anamnese und Verlaufskontrolle
Übungen im Glossar
Argumentationstraining der sog. Ganzheitlichkeit
Übungen zur Körperwahrnehmung
Hilfen zur Reflextherapie
Konzentrationsmessung mit Flimmerverschmelzung
Übungen zur Balance und Rhythmik
Hilfen bei Klangtherapie
Harmonikale Informationen
„Gehirn-Jogging“
Psychologisches Training
Programme zur Zugangserleichterung in der Kommunikation
Rollenspiele (Mimik, Gestik, Selbstdarstellung) für den Dialog mit Klienten/Patienten
Übertragung - Gegenübertragung
Rollenspiel im Umgang mit Senioren
Ernährungsaufklärung und Substitutionsbedarf
Protokoll der Organuhr
Übungen zur Erkennung botanischer Charakteristika
Aroma-Anwendung, kritisch kontrolliert
Recherche im Internet
Arbeit mit Literatur
Thematische Fokussierung und Vortragsgestaltung

Die Übungsanteile begleiten den Unterricht so, dass Theorie und Praxis ineinander übergehen. Dabei wird der Wert der Kommunikation im Team bestimmt, festgelegt und verbessert. Dabei hat sich der Teilnehmer auf Menschen in unterschiedlichen Gesundheits-, Leidens- und Krankheits-Stadien einzustellen.

6.4. Praxisreflexion

Die Praxisreflexion dient primär der „Überprüfung“ der Praxisrelevanz und der Praxiskompetenz des bisher im Kurs Erlernten. Die didaktische Planung der Praxiserprobung orientiert sich stringent am Stoffplan. Sie ist fester Bestandteil der Fortbildung und unterliegt der Verantwortung der Kursleitung.

Die Praxiserprobung ist notwendig, um die im Präsenzpart vermittelten Kompetenzen (siehe oben!) für jede einzelne TeilnehmerIn in der Praxis anwendungsfähig zu gestalten. Dies macht ebenso eine individuelle Aufarbeitung / Reflexion dieser Phase notwendig.

Die TeilnehmerIn wird während der Praxiserprobung nicht in den jeweiligen Praxisbetrieb integriert, sondern bleibt weiterhin Bestandteil der Kursgruppe. Sollte es einer TeilnehmerIn nicht gelingen, ein „externes" Praxisfeld zu finden, so muss mit der Kursleitung ein entsprechendes geeignetes Anwendungsfeld abgestimmt werden. Zwingende Voraussetzung bei der Auswahl und Organisation der Praxiserprobung ist die Zusicherung der praxisbezogenen Anwendung der bis dahin im Ausbildungsgang erworbenen Kompetenzen. Sollte dies nicht möglich sein, ist ein anderes Praxis- bzw. Handlungsfeld zu organisieren.

In jedem Fall ist eine Anwendungsphase (unter Praxisbedingungen) ausgewählter Kursinhalte über mind. 96 Ustd. zur Erreichung des Kurszieles unabdingbar.

In der aktuellen Kursplanung ist für die Begleitung und Reflexion der Praxiserprobung Herr Dr. Hubertus Hommel zuständig. Ebenfalls wird diese Phase begleitet durch ein Onlineforum.

7. Arbeitsmarktpolitische Relevanz der Fortbildung

Die „Fachkraft für angewandte regulative und integrative Heil- und Heil-Hilfsmethoden" ist – ebenso wie die „Fachkraft für Salutogenese" - ein Teammitglied. Sie kann daher nur eingesetzt werden, wo sie sowohl theoretisch, als auch praktisch gefordert wird, nach Anweisung fachlicher Handlungsführer. Diese Chance ist aber in allen zukünftigen Organisationen der Heilberufler gegeben.

Die „Fachkraft für angewandte regulative und integrative Heil- und Heil-Hilfsmethoden" ersetzt ein Bindeglied zwischen Prävention und Rehabilitation. Ihre Hauptaufgabe ist, dem Klienten und Patienten das höchste Maß an glaubhafter Zuwendung zu geben. Insofern ist sie an der Seite des ärztlichen und nicht-ärztlichen Heilberuflers.

Die „Fachkraft für angewandte regulative und integrative Heil- und Heil-Hilfsmethoden" bietet bei einer qualifizierten Einbindung in Pflegeteams und medizinischen Dienstleistungen eine Optimierung des jeweiligen Angebotes. Neben einer deutlichen Verbesserung der strukturellen Versorgung ist ebenso von einer Festigung der Arbeitsplatzsicherheit der jeweiligen ArbeitnehmerIn auszugehen.

8. Ländliche Erwachsenenbildung in Nds. e. V.

Die LEB ist als Erwachsenenbildungseinrichtung (anerkannt nach dem NEBG) seit mehr als 25 Jahren grundlegend in der Gesundheitsbildung, sowie in der Bildungsarbeit mit Selbsthilfegruppen tätig. Seit dem gleichen Zeitraum werden Maßnahmen der beruflichen Bildung für diese Zielgruppe durchgeführt.

Die Besonderheit der Erwachsenenbildung in sozialen und persönlichen Brennpunkten:

Erwachsenenbildung in sozialen Brennpunkten trägt primär dazu bei, dass der/die Betroffene vom Objekt zum Subjekt des sozialen und gesellschaftlichen Geschehens wird. Dass nicht mehr in erster Linie etwas mit ihm oder für ihn gemacht wird, sondern dass er selbst das für ihn wichtige Geschehen bestimmen kann. Erwachsenenbildung trägt vorrangig zur Selbständigkeit des Menschen bei.

Erwachsenenbildung in sozialen Brennpunkten geschieht nach dem Prinzip der Gleichheit und der uneingeschränkten Achtung der Lebenserfahrung eines jeden Menschen in der Gruppe. Es gibt keine Überlegenen. Bildung / Kompetenzvermittlung haben hier gemeinsam keine „Herrschaftseigenschaft".

Bildung ist primär eine Frage der Qualität, nicht der Quantität und steht immer im Kontext mit den individuellen Lebenszusammenhängen.

Bildung motiviert zur Eigenverantwortung und fördert die persönliche Freiheit.

Bildung entspringt der Alltagswirklichkeit und geht vom einzelnen Menschen mit seiner individuellen Persönlichkeit aus.

Erwachsenenbildung mit Menschen in Grenzerfahrungen bietet die Chance, den therapeutischen bzw. beratenden Rahmen zu verlassen. Ihre Arbeit dient dem emanzipatorischen Ansatz, den Betroffenen vom Objekt zum Subjekt des ihn betreffenden Geschehens zu führen.

11. Das Zertifikat „Fachkraft für regulative und integrative Heil- und Heil-Hilfsmethoden"

Das Zertifikat besteht aus einem Vorblatt und einem Anhang mit Benennung der Zertifizierung.

ZERTIFIKAT

Hiermit bescheinigt Lloyd's Register Quality Assurance, dass die Weiterbildungsmaßnahmen gemäß Anhang dieses Zertifikates

der

Ländliche Erwachsenenbildung in Niedersachsen e.V.
Johannssenstr. 10, 30159 Hannover
Standort 27356 Rotenburg (Wümme)
Deutschland

durch Lloyd's Register Quality Assurance geprüft und bewertet wurden und zugelassen sind als

Zugelassene Weiterbildungsmaßnahmen für die Förderung der beruflichen Weiterbildung nach dem Recht der Arbeitsförderung zugelassen durch Lloyd's Register Quality Assurance GmbH – von der Anerkennungsstelle der Bundesagentur für Arbeit anerkannte Zertifizierungsstelle.

Dieses Zertifikat ist nur in Verbindung mit dem Zertifikatsanhang gültig, wobei dieser Anhang mit den zugehörigen Maßnahmen die gleiche Referenznummer haben muss.

Zertifikat
Registrier-Nr.: KLN 4000603-L01-46

Erstmalige Zulassung: 1. September 2008

Bestehendes Zertifikat: 1. September 2008

Dieses Zertifikat ist gültig bis: 31. August 2011

Ausgestellt von: Lloyd's Register Quality Assurance GmbH

Dieses Dokument unterliegt der umseitigen Bestimmung.
Bonner Str. 172-176, 50968 Köln, Deutschland, Handelsregister Nr. B 34587
Bundesweite Anerkennung unter der BA-Registriernummer 05/03/01
Diese Zertifizierung wurde gemäß den LRQA-Verfahren zur Auditierung und Zertifizierung durchgeführt. Diese Verfahren werden von LRQA überwacht.
Macro Revision 13

ZERTIFIKATSANHANG

Ländliche Erwachsenenbildung in Niedersachsen e.V.
Johannssenstr. 10, 30159 Hannover
Standort 27356 Rotenburg (Wümme)
Deutschland

Maßnahme

KLN 4000603-L01-46
Fachkraft für angewandte regulative und integrative Heil- und Heil-Hilfsmethoden.

Zertifikat
Registrier-Nr.: KLN 4000603-L01-46

Erstmalige Zulassung:	1. September 2008
Bestehendes Zertifikat:	1. September 2008
Dieses Zertifikat ist gültig bis:	31. August 2011

Seite 1 von 1

Dieses Dokument unterliegt der umseitigen Bestimmung.
Bonner Str. 172-176, 50968 Köln, Deutschland, Handelsregister Nr. B 34587
Bundesweite Anerkennung unter der BA-Registriernummer 05/03/01
Diese Zertifizierung wurde gemäß den LRQA-Verfahren zur Auditierung und Zertifizierung durchgeführt. Diese Verfahren werden von LRQA überwacht.
Macro Revision 13

12. Inhaltliche Quellen

Die fundamental angesteuerten Begriffe Salutogenese, Kohärenz und Regulation sind semantisch nicht eindeutig definiert. So kann die Gefahr bestehen, dass sie in den großen Rahmen der **bio-, psycho- und sozio- logischen** Verhältnisebenen uneinheitlich benutzt werden und dem Anliegen dieses Antrages nicht dienlich sein könnten. Nur die dazu gehörenden Texte medizinisch zu begreifen, würde Verständnisschwierigkeiten im ärztlichen Bereich erbringen. Wir befinden uns aber mit unserem Tun in der Kommunikation sowohl mit ärztlichen, als auch mit nicht-ärztlichen Heilberuflern, mit Pflegeberuflern, mit Klienten und Patienten, schließlich auch noch mit interessierten medizinischen Laien. Deshalb haben sich die Autoren Grundsätzen angenähert, die im Wissensbereich der Gesundheitsorganisationen angesiedelt sind.

13. Schrifttum

Die Themen dieser angeführten Projekte sind vorgearbeitet. (Schrifttum der Autoren)

Die Salutogenese ist ursprünglich eine entgegen der Pathogenese aufgestellte Theorie, die praktische Resultate in der Suche nach Widerstandsressourcen der Menschen bringt. Sie kann außerdem Wertigkeiten von Stressoren und der dagegen stehenden Kohärenzen begreifbar machen. Damit ist sie geeignet für die Erarbeitung psychagogischer Zuwendungsphänomene, die zu einer neuen Pflege- und Medizinpraxis leiten.

Salutogenese ist in ihrer Weiterung in der Lage, auch regulative Biologien erklärbar und umsetzbar zu machen. So kann sie die Aufnahme sowohl bio-, psycho- sozialer Aktivitäten in der medizinischen Heilberuflichkeit, als auch andere Medizinverständnisse gestatten.

Resultierende Aufgabe der Projekte ist mithin die diesbezügliche Steuerung.

13.1 Vor-projektbezogenes Schrifttum der Autoren

Spranger, H.: Projektarbeit. Rahmenbedingungen physiologischer Grundlagen der Integrativen Biologischen Medizinen. GRIN-Verlag für akademische Texte. ISBN: 3640135400 (2007)

Hommel, H.R.: Propädeutik der Komplementärmedizin. Bio-psycho-soziales Modell in Komplementärer und Integrativer Biologie und Medizin. GRIN-Verlag für akademische Texte. ISBN: 3640146703 (2007)

Hommel, H.R.: Integrative Verfahren der Regulationsphysiologie und Regulationsmedizin: Homöopathie und Bach-Blütentherapie. GRIN-Verlag für akademische Texte. ISBN: 3640174300 (2007)

Hommel, H.R.: Komplementäre Verfahren der Regulationsphysiologie und Regulationsmedizin: Orthomolekulare Medizin und Pharmazie. GRIN-Verlag für akademische Texte. ISBN 3640174324 (2008)

Hommel, H.R.: Integrative Verfahren der Regulationsphysiologie und Regulationsmedizin: Klangtherapie und Musikmedizin. GRIN-Verlag für akademische Texte. ISBN 3640173020 (2008)

Hommel, H.R.: Propädeutik der Komplementärmedizin. Kulturspezifische & Ethnotypische Verfahren: Traditionelle Europäische Medizin (TEM). GRIN-Verlag für akademische Texte. ISBN 3640187973 (2008)

Hommel, H.R.: Manipulative Therapien der Integrativen Medizin: Akupunktur, Akupressur, Neuraltherapie. GRIN-Verlag für akademische Texte. ISBN 3640185498 (2008)

Spranger, H. : Praxis einer neuen medizinischen Zuwendung. Psychagogische Zuwendungsphänomene. CO'MED 14; Heft 6 :116-120 (2008)

Spranger, H., Anders-Hoepgen, L., Anders-Hoepgen, M., Hommel, H.R., Vartmann, E.: Meta-Aspekt von Salutogenese und angewandter Regulationsbiologie. CO'MED 14; Heft 10 :116-118 (2008)

13.2 Schrifttum zum laufenden Text (in Reihenfolge der Zitate)

(1) Boschek, HJ, Kügler, KJ, Lindenberg E, Mayer H, Nonn C, Schröder G. Gesundheitsbericht chronische Wunden im Kreis Ennepe-Ruhr. Schwelm 2003
Boschek, HJ: Kommunale Pflegeberichterstattung. für die Planung der Altenhilfe in Städten und Gemeinden. In: Bundesgesundheitsbl - Gesundheitsforsch - Gesundheitschutz, 49: 529-536 (2006)

(2) Franke, A. (Hg), Antonovsky, A. (Autor) : Salutogenese – Zur Entmystifizierung der Gesundheit. Forum für Verhaltenstherapie und psychosoziale Praxis Bd. 36. dgvt-Verlag, Tübingen ISBN 3-87159-1365 (1997)

(3) R. Adler, J.M. Herrmann, K. Köhle, O.W. Schonecke, Th. von Üxküll, W. Wesiack : Psychosomatische Medizin / Thure von Üxküll. 4. Aufl. Urban & Schwarzenberg, München, Wien, Baltimore. ISBN: 3541088443 (1990)

(4) Spranger, H., Blachnik, St., Hommel, H.R.: Das Medizinische Gesundheitsdesign. Biosemiotik, Regulationsphysiologie, Salutogenese, CO'MED Verlag Hochheim. ISBN: 3934672215 (2007)

(5) Collins, R. Peto, R. Armitage, J. : Oxford Clinical Trials Service Unit. Heart Protection Study. Preliminary Results. Int J Clin Pract 56; 53-60 (2002)

(6) Schilcher, H., Kammerer, S.: Leitfaden Phytotherapie. Urban & Fischer Verlag München Jena ISBN 3-437-553402 (2000)

(7) Riecher-Rössler, A., Bitzer, J. (Hrsg.): Frauengesundheit. Ein Leitfaden für die ärztliche und psychotheraueutische Praxis. Elsevier, Urban & Fischer. ISBN: 3437221163. (2004)

(8) Stanek, B.: TIM Hypertonie-1 JNC7 Roccella EJ, NIH-Publ. No.: 03-5233 May 2003

(9) Die Alten der Zukunft. Bevölkerungsstatistische Datenanalyse. Forschungsbericht. Bundesinstitut für Bevölkerungsforschung. Schriftenreihe des Bundesministeriums für Familie und Senioren. Bd.32. Stuttgart, Berlin, Köln 1994

(10) Meier-Baumgartner, H.P. et al.: Postakute Behandlung und Rehabilitation älterer Menschen nach einem Schlaganfall oder einer hüftgelenksnahen Fraktur. Hrsg. Bundesministerium für Familie, Senioren, Frauen und Jugend. W. Kohlhammer GmbH. ISBN 3170175750 (2002)

(11) Demographie – Japan ist am Wendepunkt 07.08.2006 http://www.faz.net/s/RubEC1ACFE1EE274C81BCD3621EF555C83C/Doc~EA7ABBE03DFA64BE6BC11539439A68453~ATpl~Ecommon~Scontent.html (letztmalig abgenommen 23.09.2007)

(12) Sörensen, S. & Pinquart, M.: Vulnerability and access to resources as predictors of preparation for future care needs in the elderly. Journal of Aging and Health 12, 275-300 (2000)

(13) Sörensen, S. & Pinquart, M. Preparation for future care needs by West and East German older adults. Journal of Gerontology 55B: 357- 367 (2000)

(14) Pinquart, M. & Sörensen, S.: Entwicklung eines Fragebogens zur Vorbereitung von Senioren auf einen zukünftigen Pflegebedarf. Diagnostica 46; Heft 3 : Abstract (2000)

(15) Putz, W., Steldinger, B.: Patientenrecht am Ende des Lebens. 3.Aufl. Beck Jur. Verlag München ISBN 3423056967 (2007)

(16) Spranger, H.: Praxis einer Neuen Medizinischen Zuwendung. CO'MED 6; 166-120 (2008)